KB273966

황경진 박사의

불임은
알아야 정복할 수 있다

오 렌 지 북 스 ⑭

황경진 박사의

불임은
알아야 정복할 수 있다

산부인과 전문의 의학박사 황경진 지음

건강다이제스트 社

저자 / 황 경 진 (黃京珍)

산부인과 전문의 의학박사
한양대학교 의과대학 외래 부교수
인제대학교 의과대학 외래 교수
미국 불임학회 정회원
미국 내시경학회 정회원
태능성심병원 산부인과 원장 역임
현재 일산 자생당 여성병원장

황경진 박사의

불임은
알아야 정복할 수 있다

저자 / 황 경 진
1판 1쇄 인쇄 / 1999년 3월 6일
1판 2쇄 발행 / 1999년 5월 28일

발행처 / 건강다이제스트사
발행인 / 김 용 익

출판등록 / 1996. 9. 9
등록번호 / 03 - 935호

서울특별시 용산구 효창동 5-3호 대신 B / D (우편번호 140 -120)
전화 / 702 - 6333 팩시밀리 / 702 - 6334

값 9,000원
ISBN 89 - 7587 - 024-3   03510

남편은 아내를 빛내고
아내는 자식을 빛내고
자식은 어둠을 비춘다

(김초례 '가족' 전문)

어린 시절 나의 꿈은 의사가 되는 것이었습니다. 하얀 가운을 입고 아픈 사람을 치료하는 의사에 대한 막연한 동경 때문이었던 것 같습니다. 그러나 자라면서 그 꿈은 차츰 구체화되어 갔지요.

맑고 스마트한 지성(知性)을 갖춘 의사 , 그러나 따뜻한 인정이 무엇인지를 아는 의사 , 최선을 다하는 의사 , 사색하는 의사 , 봉사하는 의사 등등 나의 의사에 대한 꿈은 많기도 했습니다. 그것은 A.J. 크로닌의 「성채」주인공 닥터 맨슨 같기도 했고, 인도의 성녀 테레사 수녀님 같기도 했으며, 때로는 영화 '모정'에 나오는 여의사 스잔 헤이워드 같기도 했고, 혹은 멋진 여자 힐러리 여사 같기도 한 꿈들이었습니다.

그 꿈을 좇아 부지런히 달려 온 길이 어느 사이 30년이 되었습니다. 그러나 아직도 내 꿈 속의 '큰 바위 얼굴' 같은 의사가 되기엔 머나먼 길이 남아 있는 것 같습니다.

여성의 난포가 자라는 모습이 초음파에 보이고, 또 기다란 바늘로 채취한 난자가 현미경안에 보였을 때 그 경이스럽던 기억은 지금도 생생합니다. 그리고 맨 처음 우리 병원에서 시험관아기시술로 임신을 확인하던 순간의 가슴 뭉클한 감사함을 잊을 수 없습니다.

맨 눈으로는 잘 보이지 않는 나팔관을 현미경을 보면서 복원시키는 미세 수술 역시 참 매력적이었습니다. 외아들을 사고로 잃어버리고 절망하던 한 여성이 복원수술후 다시 아기를 갖게 되었을 때, 그 여인과 함께 얼마나 눈시울이 뜨거워졌던지요.

포도 꿈을 꾸고서 꼭 임신을 할 거라며 찾아온 여인 , 한 때 실수로 자궁이 망가져 버린 여인 , 아기를 갖지 못하면 이혼하게 될지도 모를 위기감에 괴로워하는 여인. 그 여인들의 임신을 함께 기뻐하기도 하고, 또 하루 속히 아기를 가졌으면 하는 바램으로 하루가 시작되고 끝납니다.

　그간 불임치료의 크고 작은 경험들을 밑거름 삼아 이렇게 우리 자생당 여성병원의 개원과 함께 책자로 만들 수 있게 되어 진심으로 기쁩니다. 책상을 마주하기엔 절대적으로 시간이 부족한 개원의(開院醫)로서 오직 짬을 내기 위해서는 아까운 새벽잠을 떨쳐버릴 수 밖에 없었습니다. 그러나 고요히 빛나던 새벽별들은 무언(無言)의 위안이었고, 워드프로세서의 또각거리는 소리는 나를 향한 발돋움 같아 경쾌했습니다.

　아무쪼록 이 책이 불임으로 인해 괴로움을 겪고 계시는 많은 부부들, 그리고 불임에 관심이 있는 분들에게 조금이나마 도움이 된다면 더없는 보람으로 여기겠습니다.

　끝으로 미세수술의 묘(妙)에 입문하게 해주셨던 한양대학의 김두상·조수현 교수님, 불임진료의 기틀을 마련해 주셨던 서울대학교의 문신용 교수님과 인제대학교의 김복린 교수님께 감사드리고, 한 사람의 전문인으로 오늘의 내가 있게 해주신 모교의 문병갑 과장님과 의국 식구들, 그리고 바쁘신 가운데 추천사까지 써주신 대한산부인과학회 변지수 이사장님께 진심으로 감사드립니다.

　그리고 언제나 가슴 저리는 사랑으로 지켜주시는 시부모님과 친정 부모님께 엎드려 감사드리고 책을 만들어 주시느라 애쓰신 건강다이제스트사 사장님과 류광숙차장, 송은숙·이은영씨, 또한 자료를 정리하는 데 함께 수고를 아끼지 않았던 동료 박규희 선생님 그리고 간호사 이현주씨, 구미숙 연구원, 장영란씨, 그 모든 이들에게 감사드립니다. 엄마의 책이 나오길 손꼽아 기다려 주던 우리 집 아이들과 함께 감사드립니다.

1999년 2월　황 경 진

이책은 불임으로 고민하는 환자들 곁에서 수년간 아픔을 같이하고 그들의 아픔을 치료하기 위해 불철주야 노력해 온 한 산부인과 전문의의 진솔한 이야기들입니다.

저자는 본인이 서두에서 밝혔듯이 '맑고 스마트한 지성을 갖춘 의사'가 되기 위해 기나긴 의과대학 시절과 고된 수련의 과정을 평소 적극적인 성품과 부지런함으로 우수하고 모범되게 마쳤으며, 또 그 뒤로도 불임환자를 위한 노력을 꾸준히 해 온 내가 아끼는 후배 중의 한 사람입니다.

지금까지의 의학서적들이 너무 전문적이고 권위적인 내용들로 일반 독자들이 쉽게 접근할 수 없는 단점들이 있었음에 비하여 이책은 여성 특유의 유려함 · 섬세함으로 자칫 딱딱하고 지루하기 쉬운 의학 상식들을 쉽게 풀어썼습니다.

　　'아기를 갖지 못하는 여성들의 고통'을 해결하고자 심혈을 기울여 오면서
얻은 실증적이고 현실적인 병상 이야기들로부터 시작하여 전문적인 의학 소견까
지를 읽기 쉽고 재미있게 이야기하듯이 적고 있습니다. 따라서 불임에 대해 궁금
증이 있는 분이라면 누구나 한 번쯤 가볍게 읽을 수 있는 내용들이 포함되어 있
으며, 더 나아가 이 분야를 전문으로 하고 있는 산부인과 의사들에게도 도움을 줄
것으로 기대됩니다.

　　부디 이책이 우리나라 여성들의 건강과 행복에 큰 기여를 할 수 있게 되기를
바라며, 필자에게는 그간의 정진과 수고에 큰 박수를 보냅니다.

1999. 2월

대한산부인과학회 이사장 변 지 수

제2장 불임을 극복한 이야기들

제 **1** 장

임신, 그리고 남성과 여성의 이해

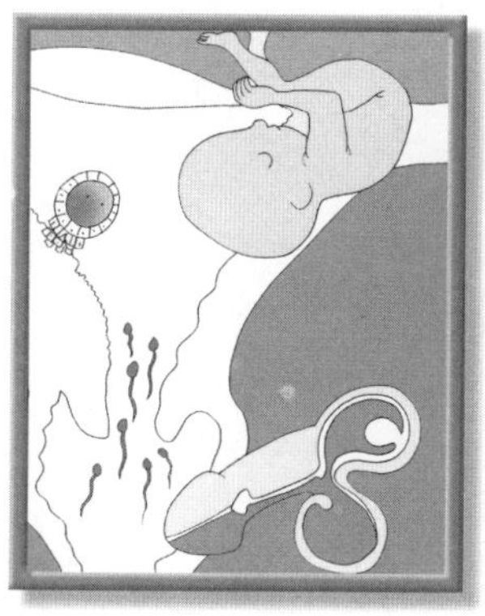

정상적인 임신은 어떻게 이루어질까요

여성의 가장 근본이 되는 생식세포는 자궁 양쪽에 하나씩 있는 난소에서 만들어지는 알세포, 즉 난자입니다. 배란기가 되어 난자가 난소로부터 튀어나오게 되면 난관의 끝 부분인 난관채 부위가 나팔꽃처럼 벌어지면서 난자를 끌어들입니다.

일단 난관에 들어온 난자는 난관의 미세한 섬모운동을 통해서 난관에서 가장 넓은 부위인 팽대부로 이동합니다. 이 무렵 만약 성교가 이루어진다면 자궁을 통해 열심히 올라온 정자와 만나 이 부위(ampulla)에서 수정이 이루어집니다.

정자는 한 번 사정 시에 최고 4~5억 마리까지 나올 수 있으며 여성 생식기 내에서 살 수 있는 시간은 3~4일 정도입니다. 사정된 정자가 난관에 도달하는 시간은 대개 5분 정도로 보고 있으며, 그 무수한 정자 중에서 난관까지 도달하는 정자는 불과 200마리 정도이고 이중 단 한마리(다태아는 예외지만)만이 난자와 결합하게 되어 임신이 이루어집니다.

이렇듯 한 생명이 이루어지기 위해서는 '몇 억 대 일' 내지는 '몇 천만 대 일' 이라는 어마어마한 경쟁이 이루어지며, 그 중 가장 강하고 운동성이 좋은 정자가 난자와 수정을 하게 되는 것입니다.

오직 단 한 마리의 정자만 있어도 임신이 가능한데 왜 그토록 많

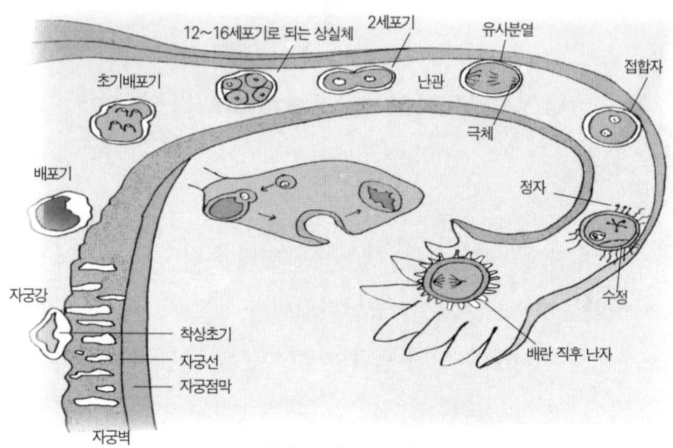

그림1-1 수정란의 변화와 자궁강으로의 운반

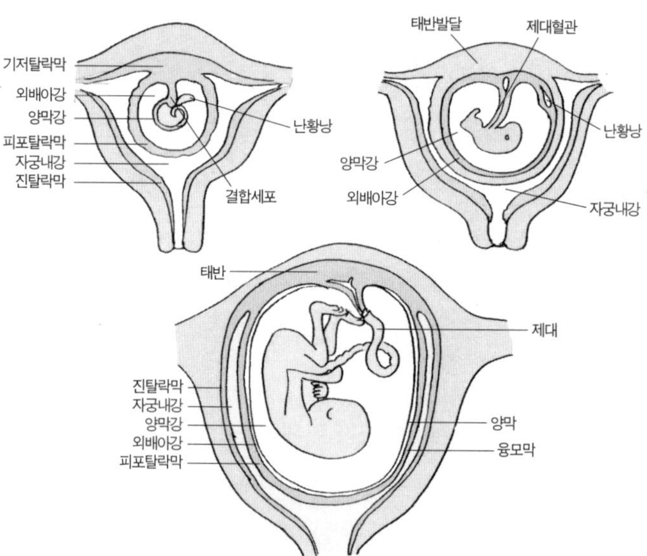

그림1-2 자궁내막에 착상후 배아의 발달

은 정자가 한 번 사정시에 나오는가에 대해서는 여러 가지 학설이 많으나 아직 정확한 설명이 안 되고 있습니다.

수정된 배아는 아주 조심스럽게 나팔관을 따라 서서히 자궁 쪽을 향해 이동을 하는데, 수정 후 5일째가 되면 마침내 자신이 몸담고 자랄 자궁에 도착합니다. (그림1-1) 자궁내막은 황체화호르몬의 영향으로 배아를 받아들이기 좋은 상태로 미리 준비되어 있습니다. 영양분이 풍부하고 벨벳처럼 부드러운 이 내막에 수정된 배아가 착상하면서 자리를 잡는다면 정상임신이 성립되는 것입니다.

배아가 무럭무럭 자라 약 40주가 되면 드디어 귀여운 아가가 되어 이 세상으로 나옵니다. (그림1-2) 그러나 만약 배아의 착상이 안 일어난다면 애써 준비되었던 자궁내막은 그대로 월경이 되어 밖으로 흘러나와 버리게 되는 것이지요.

2

여성의 생식기는 어떻게 이루어져 있을까요

대부분의 여성들은 자신의 성(性)에 관계되는 은밀한 부분에 대해 많은 관심을 가지고 있고, 알고 싶어합니다. 그러나 여성의 생식기는 하복부 깊숙이 숨겨져 있어 잘 아는 것 같지만 모르는 부분들이 더 많습니다.

여성의 생식기는 크게 나누어 겉에서 볼 수 있는 외부생식기와 골반 깊숙이 아랫배 안에 자리잡아 겉에서 볼 수 없는 내부생식기로 나뉘어집니다.(그림 1-3)

외부생식기에는 가장 먼저 도톰한 지방조직으로 융기된 대음순이 보입니다. 대음순의 겉쪽은 대개 음모가 많이 나 있습니다. 대음순 안쪽으로는 부드럽고 탄력있는 섬유소 성분으로 된 소음순이 있는데,

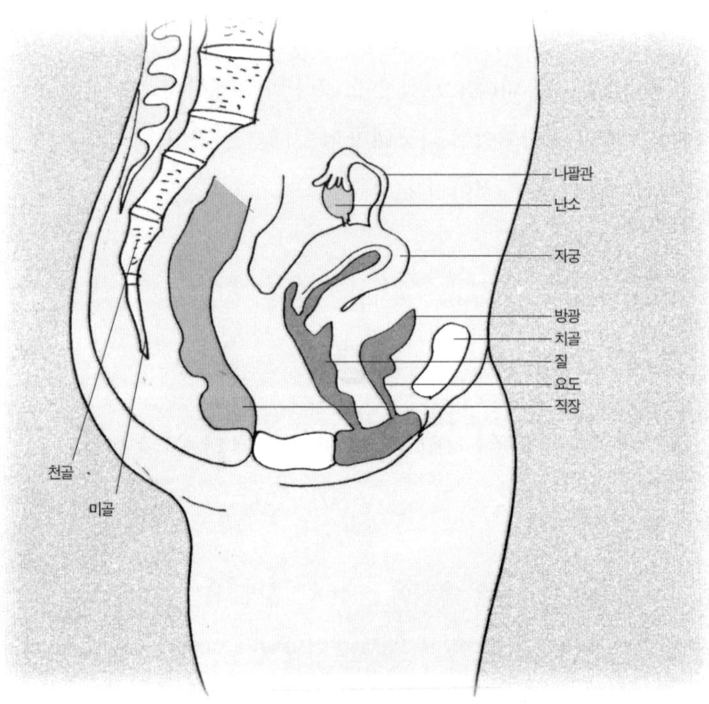

그림 1-3 여성생식기의 단면도

여기에는 신경조직과 혈관조직이 풍부하여 성적인 자극을 받으면 많이 팽창되기도 합니다. 사람에 따라 크기는 매우 다양합니다. 소음순은 질 바로 입구에서 함께 합쳐지는데 이 부위를 질전정부라고 합니다.(vestibule) 소음순이 앞쪽에서 합쳐지는 부위에서 원추형으로 조그맣고 뾰족하게 올라온 부위가 클리토리스, 즉 음핵부위로 아주 성감에 민감해 남자의 음경에 해당됩니다.(그림1-4)

내부생식기로는 질과 자궁, 나팔관, 난소로 이루어져 있습니다. 성관계시 남성의 성기가 삽입되는 부분이 바로 질(膣)이며, 주로 근육으로 이루어져 있습니다. 질의 입구는 성관계 전에는 결합조직으로(connective tissue) 이루어진 처녀막으로 둥글게 둘러싸여 있는데, 이 처녀막은 아주 특수한 경우를 제외하고는 성관계가 처음 이루어질 때 파열되면서 출혈을 동반하는 경우가 많습니다.

질을 따라 더 위로 올라가면 둥글고 다소 딱딱한 부위가 자궁경부로 자궁의 입구입니다. 이 부위는 여성에게 가장 많은 자궁암이 생기는 곳입니다. 자궁경부의 바로 위 부분이 자궁의 체부로서 임신이 되면 아기가 10달 동안을 여기에서 자라게 됩니다. 대개 여성의 주먹 정도보다 약간 적은 크기인데, 임신을 해서 만삭이 되면 거의 500배~1000배까지 커지는 아주 탄력성이 놀라운 근육으로 이루어져 있습니다.

자궁의 양쪽에는 좌우로 긴 난관이 있는데 그 끝이 마치 나팔모양으로 펴져 있어 '나팔관'이라고도 합니다. 나팔관은 난자와 정자가 만나 수정되는 장소이기도 하며, 아주 섬세한 운동을 통하여 그 수정란을 조심스럽게 자궁 안까지 옮겨주는 역할을 합니다. 따라서 정상적인 임신을 하는 데 있어 나팔관의 역할은 아주 중요합니다. 양쪽 나

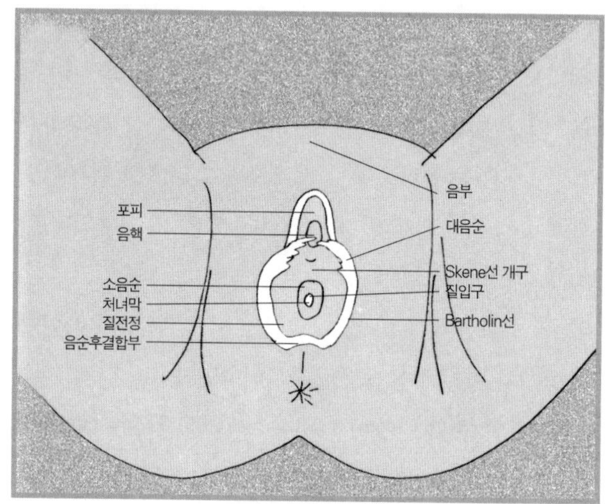

그림 1-4 여성의 외부생식기

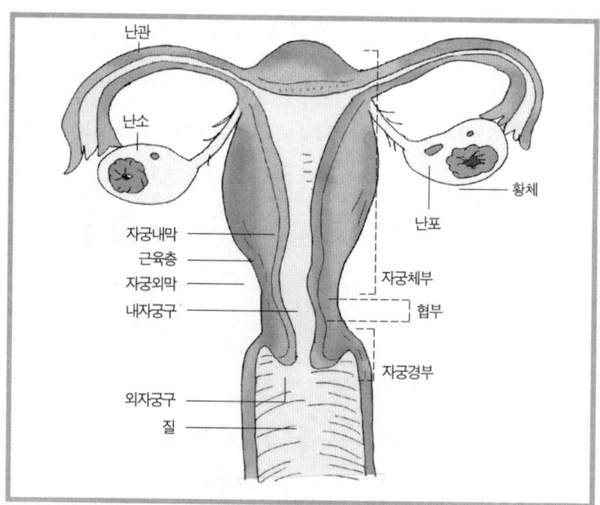

그림 1-5 여성의 내부생식기

팔관이 막혀 버리거나 혹은 질환으로 인해 잘라 버렸거나 하면 정상적인 임신은 어렵게 되겠지요. 다행히 양쪽 난관 중 한 쪽만 남아 있어도 임신은 가능합니다.

나팔관 뒤쪽으로 자궁의 양쪽에 회백색의 둥그스름한 부위가 난소입니다. 난소는 여성에게는 굉장히 중요한 기관으로 여성에게 필요한 호르몬을 생성할 뿐만 아니라 성숙한 난자가 튀어나오게 하는 배란을 함으로써 임신을 가능하게 합니다.(그림1-5)

난소에서 배란이 잘 안 된다거나 아니면 난소에 혹이 생겨 수술을 해 난소가 없어진다면 역시 임신에 지장을 주게 됩니다. 그러나 다행히 난소는 정상 조직의 몇 분의 일만 있어도 그 기능을 할 수 있기 때문에 젊은 여성이 난소의 병변으로 수술해야 할 때는 아주 신중해야 합니다.부득이한 경우를 제외하고 난소를 전부 제거하는 수술을 하지 말아야 겠습니다.

3

남성의 생식기 구조는 어떻게 생겼을까요

크게 고환, 부고환, 음낭, 정관 , 사정관, 정낭, 음경과 부속선으로 이루어져 있습니다.

고환 : 음낭 안에 있는 한 쌍의 타원형 기관으로 한 개의 고환은 약

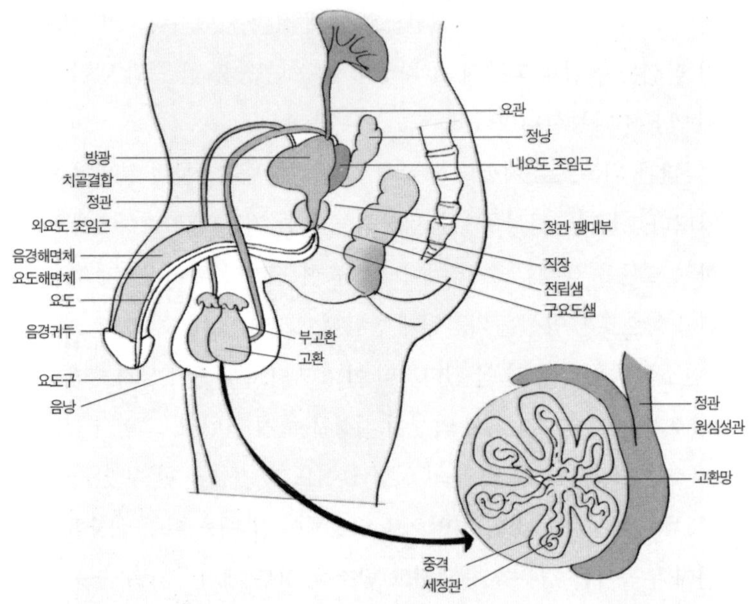

그림 1-6 남성생식기

250개 정도의 고환 소엽(testis lobule)이 고환 중격으로 나뉘어져 있고, 각 소엽은 1~3개의 꾸불꾸불한 곡정세관(convoluted seminiferous tubule)으로 이루어져 있습니다. 이 곡정세관은 고환의 후상방에서 결합조직의 덩어리로 되어 있는 고환 종격(mediastinum of testis)에서 직정세관(straight seminiferous tubule)으로 연결되어 복잡하게 얽힌 고환 망(rete of testis)이 됩니다. 이 고환 망에서는 12~14개의 고환 수출소관(efferent ductule of testis)을 따라 부고환으로 연결됩니다.

고환의 주 기능은 크게 나누어 첫째는 정자를 만들어 주는 역할이고, 둘째는 호르몬을 분비하는 역할입니다. 정자는 뇌하수체에서 나오는 난포자극호르몬(FSH) 의 영향과 고환 내부에 고농도를 유지하고 있는 테스토스테론의 작용으로 만들어집니다.

호르몬 분비작용은 고환내 간질성 세포인, '레이디그 세포(Leydig Cell)' 에서 남성호르몬인 '테스토스테론' 이 만들어지고, '세르톨리 세포(Sertoli Cell)' 에서는 '인히빈' 이라는 호르몬이 만들어져서 이들의 상호작용으로 정자의 생산이 조절됩니다.

부고환(epididymis) : 고환의 상단부에 있는 기관으로 정자를 저장하는 역할을 하며, 머리(head) 부분에는 부고환 수출소관과 부고환관(duct of epididymis)이 있고, 부고환 체(body)를 지나 부고환 미(tail)에서 정관과 연결됩니다.

부고환의 주요 기능은 고환에서 생산된 정자가 이곳을 통과할 때 머리 부분과 몸부위에서는 정자의 성숙시켜 주는 역할을 하고, 미(tail) 부위에서는 정자를 저장하는 역할을 하고 있습니다.

음낭 : 고환, 부고환 그리고 정관의 일부를 수용하는 피부 주머니입니다.

정관(ductus deferens) : 부고환관의 연장으로 처음은 굴곡이지만 마침내 곧게 됩니다. 고환의 뒷면을 따라 상행하다 고환의 상단에 이르면 신경, 근육, 혈관 등과 함께 동반한 정삭(spermatic cord)을 이룹니다. 방광 아랫부분에서 요관과 교차한 다음 정관 팽대(ampulla)를 형성하고 정낭의 배출관에 연결된 후 전립선을 관통하는 사정관에 이어집니다.

정낭(seminal vesicle) : 한 때 정낭이 정자를 보관하는 곳으로 잘 못 알려져 이런 이름이 붙여졌으나 나중에 단순히 정액의 일부분만을 분비하는 것으로 밝혀졌습니다. 배출관을 따라 사정관에 연결됩니다.

정장액의 약 60%가 이 정낭에서 만들어집니다. 사정시에는 우무질 같은 반고형 형태이지만 전립선에서 나오는 단백질 분해효소에 의해 분해되어 약 20분 정도면 액화되어 버립니다. 정낭의 분비물에는 많은 과당 성분이 함유되어 있습니다. 따라서 정액 검사시 과당 검사를 하면 통로의 막힘 여부를 판단하는 데 도움이 됩니다.

사정관(ejaculatory duct) : 정관 말단과 정낭의 배출관이 합해서 이루어진 약 2cm 길이의 관입니다. 전립선을 관통한 후 요관에 연결됩니다. 사정시에는 전립선이 수축하여 요도내강이 패쇄되고 방광과의 교통이 차단되므로 정액만 요도를 거쳐 사정됩니다.

전립선(prostate gland) : 정액 특유의 밤꽃 냄새를 풍기는 정액의 일부를 생산해 정자에 활기를 부여해 주는 곳입니다. 노년이 되면 흔히 비대증을 일으켜 배뇨 곤란을 일으키기도 합니다.

음경(penis) : 성교를 가능하게 하는 해면체 조직으로 한 쌍의 음경해면체와 한 개의 요도해면체로 이루어져 있습니다.

구 요도선(bulvo urethral gland) : 콩만한 크기로 요도구 후방에 있으며 점도가 매우 높은 분비물을 요도해면체로 보냅니다.

자궁경부의 미세한 골짜기 구조는 어떤 역할을 할까요

　자궁의 입구에 해당하는 자궁경부는 현미경학적으로 살펴보면 밋밋하고 매끄러운 통로가 아니고 미세하게 쑥 꺼져 있는 수많은 골짜기 구조(crypt)로 이루어져 있습니다. 이러한 구조는 다음과 같이 중요한 역할을 해 줍니다.

　• 정자를 보호해 주는 역할을 합니다. 정자는 산성에 굉장히 약하고 예민합니다. 그런데 사정직후 여성의 질 안에 사정된 정자는 처음에는 정액 자체의 알칼리성으로 스스로를 보호하지만 그것도 잠깐이고 한, 두 시간 지나면 질 내부의 산성성분으로 인해 거의 운동성을 상실해 버립니다. 그런데 정자가 이 골짜기구조 속으로 들어가면 질 내부의 강한 산성으로부터 보호됩니다.

　• 사정된 정자를 일시 저장하는 창고 역할을 합니다. 성관계 후 사정된 정자를 일시 저장시켜 일정하게 방출시킴으로써 자궁경부 내의 점액 내에 사정 후 약 24시간까지는 일정한 정자 수를 유지하게 해 주다가 48시간 이후가 되면 서서히 감소합니다.

　• 비정상적인 형태를 가진 정자는 일단 걸러버리고 정상적인 형태,운동성을 가진 정자만을 자궁내부로 보내는 필터 역할을 합니다.

　• 정자에게 영양과 에너지를 공급해 이곳에 머무는 동안 수정능

력(capacipitation)을 갖게 합니다.

따라서 임신이 성립되는 과정에서 자궁경부는 이처럼 중요한 역할을 하고 있습니다.

5

두 개의 난소 중 한 쪽 난소만 있으면 임신이 더 잘 안 될까요

물론 한 쪽 난소가 남아있기 때문에 임신은 가능합니다. 우리 몸에서 중요한 장기는 거의 2개씩 있습니다. 그래서 혹시 한 개를 잃으면 나머지 한 개가 그 역할을 대신하여 아무런 지장이 없게 해주는 것은 인체의 귀중한 신비 중의 하나입니다. 실제로 정상 난소의 몇 분의 일만 남아 있어도 여성호르몬을 분비하는 난소의 기능이 그대로 유지되고, 배란도 되기 때문에 임신은 가능합니다.

그러나 임신율을 비교해 보면 난소가 한 개 있는 경우는 두 개 있는 경우보다 훨씬 낮습니다. 여성에게 임신이 얼마나 잘 될 수 있는가를 보는 지표로서 월경 제 3일째 난포자극호르몬(FSH)의 농도를 검사하는 것이 있습니다. 이 호르몬이 정상보다 높게 나온 경우는 임신이 훨씬 안 되는 것을 의미합니다. 난소가 한 개만 있는 여성들은 이 검사에서 두 개 있는 여성보다 더 높게 나옵니다. 즉 임신이 되기는 하지만 임신될 수 있는 확률이 더 적음을 의미합니다.

실제로 시험관아기 시술을 해 보면 난소가 두 개 있는 여성에 비해 한 개만 있는 여성의 임신율이 더 낮습니다. 이러한 현상은 난소가 하나밖에 없기 때문에 얻을 수 있는 난자의 수가 적어짐으로써 직접적으로 임신율이 낮아 지기도 하고 난소를 수술했을 때의 병변 자체가 문제되는 경우도 있습니다.

따라서 출산하기 전 젊은 여성이라면 난소에 이상이 있어 수술을 해야 할 때 아주 신중해야 합니다. 악성이거나 그대로 두면 정도가 더 나빠질 가능성이 없다면 가능하면 시간을 두고 관찰해 보는 것이 현명하겠습니다.

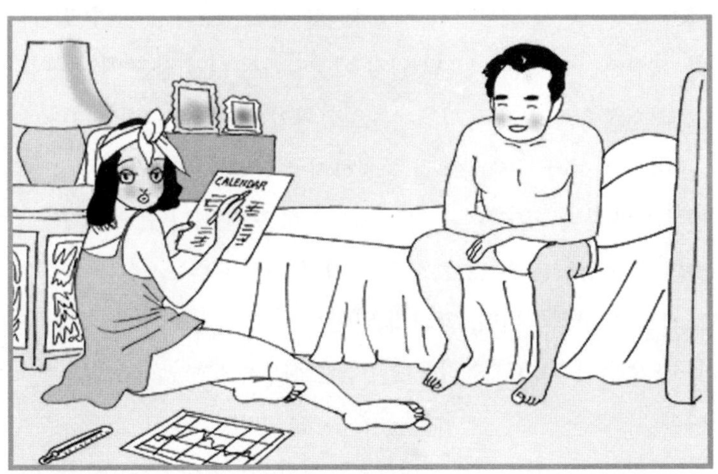

6

여성의 월경주기 중 임신이 가능한 기간은 어떻게 잡아야 할까요

우선 배란일을 알아야 합니다. 배란일은 여러 가지 방법을 이용하여 잡을 수 있습니다. 기초체온을 재거나 질초음파로 난포크기를 측정해 보거나, 자궁경부의 점액 상태, 또는 키트를 이용하여 소변으로 황체화호르몬 검사를 하면 알 수가 있습니다. 이렇게 하려면 물론 불임클리닉에 가서 진료를 받는 것이 좋습니다.

그러나 월경주기가 아주 정확한 경우는 굳이 병원을 가지 않고 혼자서 날자 계산을 해보면서 기초체온을 재보아도 대강 알 수 있습니다. 계산하는 방법은 다음달 월경 예정일에서 14일 전을 배란일이라고 보면 큰 오차가 없고, 기초체온으로 확인하면 더욱 정확합니다.

아무튼 여러 가지 방법을 동원하여 배란날짜를 알면 배란 2~3일 전부터 배란 후 2일까지를 임신 가능기로 보면 됩니다. 왜냐하면 난자의 수정 능력은 약 12~24시간, 정자의 수정 능력은 48~72시간으로 보고 있기 때문입니다. 따라서 임신을 원하는 경우에는 이 시기에 36~48시간 간격으로, 즉 하루나 이틀 간격으로 부부관계를 갖으면 됩니다.

그러나 임신만을 위해 정신적으로 강박 관념이나 스트레스를 주어서는 안 됩니다. 부부가 서로 상의하여 나름대로 기분과 분위기에 맞추어 임신가능기 중에 자연스럽게 잠자리를 갖는 것이 바람직합니다.

여성들의 배란통은 왜 일어날까요

정상적인 월경주기에서 난포는 초기에 아주 조금씩 서서히 자라다 가 배란 전 약 5~6일 전부터 하루에 평균 직경 약 2~3mm 정도의 속도 로 커집니다. 그러다가 배란 직전 24시간 전부터는 갑자기 급격한 속도 로 커지기 시작하여 20~24mm 정도가 되면 드디어 배란이 됩니다.

그런데 질식초음파를 이용하여 난포의 상태와 환자의 증상을 자 세히 관찰해 본 결과, 배란통은 주로 배란이 이루어지기 24시간 전, 즉 난포가 급격한 성장을 하여 난포가 갑자기 팽창할 때 나타난다는 것 입니다. 그러니까, 흔히 사람들이 알고 있는 것처럼 배란할 때 배란통 이 나타나는 것이 아니고 배란하기 전에 통증을 느끼는 것입니다.

그러나 이에 대한 반론 역시 만만치 않습니다. 배란되면서 난포가 터질 때 소량의 출혈이 복강 안으로 나오면서 복막을 자극하고, 난포 액에 들어 있는 푸로스타글란딘 성분으로 인해 배란통이 일어난다는 것입니다.

어느 주장이 더 정확한 지는 확실하지 않지만 아무튼 배란기 때 상당한 수의 여성들이 배란통을 느낍니다. 대개의 경우 증상이 심하지 않아 가볍게 넘어 가지만 정도가 상당히 심하여 진통제를 먹어야 가라앉는 경우도 있습니다.

배란을 하면 난포가 터지면서 난포 내의 모든 내용물이 완전히 빠져 나오는데, 시간적으로 약 1분~45분이 소요됩니다. 질식초음파로 보면 20~24mm 정도로 커졌던 난포가 즉시 감쪽같이 없어져 버리기도 하지만 대개는 4~5일에 걸쳐 찌그러지고 적어진 난포상태로 남아 있다가 서서히 없어집니다. 배란을 하게 되면 자궁 뒤쪽 공간인 자궁와(culdo sac)에 액체 성분이 고이기도 하고, 전혀 고이지 않기도 합니다.

8

기초체온계를 잰 표로 봤을 때 배란은 어느 순간에 된 것일까요

여성의 생리가 시작되면서부터 배란 직전까지는 기초체온을 재 보면(아침에 잠자리에서 눈을 떠서 전혀 활동을 하지 않은 상태에서 잰 온도) 대개 섭씨 37℃ 미만입니다. 그러다가 배란 직전에 온도가 최하점으로 내려갔다가 배란 후 체내에 프로게스테론호르몬이 최소한 4ng/ml 이상이 되면서부터 기초체온이 확실하게 증가하게 됩니다. 따라서 온도가 상승하기 바로 전날, 표로 보면 체온의 최하점과 온도 상승을 보인 중간 점에서 배란이 일어났다고 보면 됩니다.

기초체온에서 온도 최하점이 바로 황체화호르몬(LH surge) 분비가 시작된다고 보며, 이 때부터 2~3일 후, 혹은 황체화 호르몬이 최고점(peak)에 달한 후부터 12시간~24시간 후에 배란이 일어난다고 봅니다.

그러나 배란이 되었다고 하여 모든 여성이 기초체온이 상승되는 것은 아닙니다. 소수의 여성에서는 배란이 잘 되어도 계속 저온 상태를 유지하기도 하므로 기초체온표 한 가지로만 배란여부를 확인하면 안 됩니다.

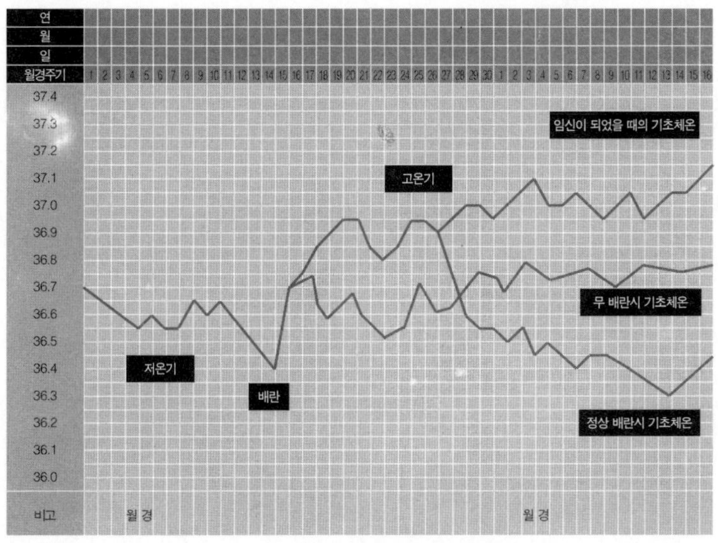

기초 체온표

제 2 장

재미있는 정자와 난자이야기

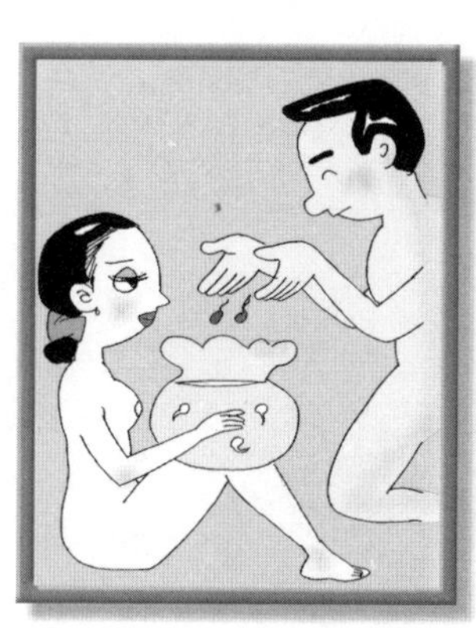

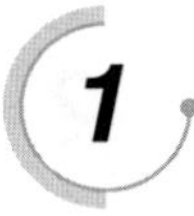

배란이 되려면 난포는 어느 정도 자라야 하고, 배란약제종류에 따라 크기도 달라질까요

아무런 약제를 쓰지 않는 한 자연배란주기에서 배란 직전 가장 성숙된 난포의 평균 직경은 대개 20~24mm정도입니다. 그런데 만약 난포가 17mm를 넘지 못하고 미처 성숙이 덜 된 상태에서 터졌다면 거의 임신이 이루어지지 않는다고 봅니다. 그만큼 난포가 충분히 자라야 성숙된 좋은 질의 난자가 나올 수 있습니다.

그런데 클로미펜 약제를 먹었을 때는 난포의 크기가 거의 정상주기와 비슷하게 20~24mm까지 커야 배란을 합니다. 클로미펜을 먹었을 때는 반드시 HCG를 쓰지 않아도 배란이 되기도 하지만, 난포가 18~20mm쯤 되었을 때 HCG주사를 주면 약 36시간 후 난포는 2~3mm 정도 더 큰 후에(따라서 배란시 난포의 크기는 20~24mm정도가 되겠지요.) 배란이 성공적으로 일어납니다.

그러나 HMG같은 배란주사를 쓰면 가장 성숙한 난포크기가 정상주기보다 더 작은 15~18mm정도입니다.

2

한 마리의 정자가 고환에서 만들어진 후 사정되어 밖으로 나오려면 얼마나 걸릴까요

정자는 고환 내에 있는 '세뇨관'이라는 아주 꼬불꼬불하고 미세한 관내에서 만들어집니다. 이 세뇨관(seminiferous tubule)을 만약 반듯하게 편다면 그 길이는 약 70cm 가량 됩니다.

세뇨관에서 정자가 만들어져 통과하는 데 걸리는 기간은 약 50일 정도입니다. 세뇨관에서 만들어진 정자는 부고환으로 들어갑니다. 부고환 역시 길이로 따진다면 무려 5~6m나 되며, 이곳을 통과하는 데 걸리는 기간은 12~21일 정도로 봅니다. 그리고 나서 30~35cm 정도 되는 정관을 따라 나오다가 사정시에 밖으로 배출됩니다.

따라서 한 마리의 정자가 탄생되어 밖으로 나오기까지 걸리는 기간은 약 2달 반(74일), 여행해야 할 거리는 6~7미터나 되는 머나먼 길입니다.

여성의 난자는 어떻게 만들어질까요

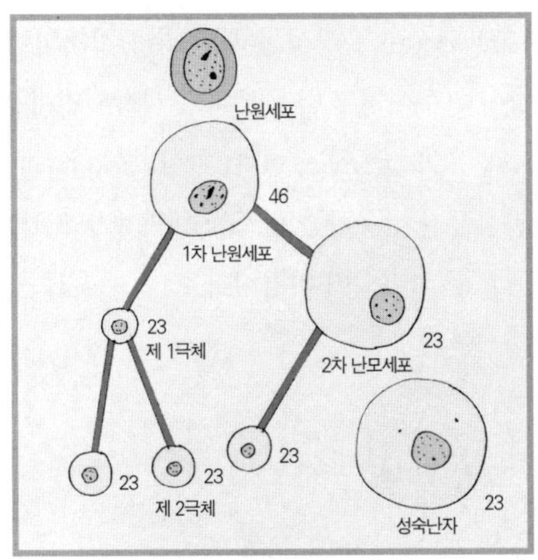

그림 2-1 난자의 발생과정

생명의 근원이 되는 난자는 크기가 직경 140마이크론, 다시 말하면 7분의 1mm 밖에 안 되는, 따라서 맨 눈으로는 보이지도 않는 둥근 세포입니다. 이 조그마한 세포에서 생명이 시작되어 거대한 인간이 만들어진다는 것은 얼마나 신기로운 일입니까?

여성의 난자는 임신 5주부터 벌써 난소에서 태생학적인 발생이 시작됩니다. 이 때 원시 생식세포(primrdial germ cell)가 유사분열을 계속하여 세포수가 늘어납니다. 이 무렵에는 염색체 수가 46개가 됩니다.

그러나 임신 11~12주부터 감수분열이 시작되어 염색체 수가 절반인 23개씩이 됩니다. 임신 6~7개월이 되면 이러한 생식세포(germ cell)는 약 700만 개가 되는데 출생 당시에는 대개 200만 개 정도의 1차 난모세포(primary oocyte)가 형성된 채 분화가 정지되어 있다가 나중에 정자와 수정이 이루어지면 다시 분화가 시작되면서 완성됩니다.

그러나 이 200만 개 정도의 준비된 원시난포(primordial follicle) 중에서 여성이 일생동안 사용하는 난포는 불과 400~500개 정도에 불과하고, 나머지는 모두 퇴화되어 버립니다.

정상적인 배란을 위해 난포는 어떤 성장과정을 거칠까요

한 개의 난포가 배란되기 위해서는 배란되기 약 85일 전부터 약 30개~300개의 난포군들의 발육이 시작됩니다.

처음 여러 개의 원시난포(primordial follicle)에서 난포강(antral follicle)까지 자라는 데는 약 70일이 걸리는데, 이 과정을 거치면서 벌써 90%의 난포는 도중에 이미 시들어 버리거나 죽고 30개 정도만 남습니다. 그런데 이 시기는 전혀 성선자극호르몬과는 관계없이 제3의 성장요소나 혈관분포에 따른 영양공급에 의해 성장이 결정됩니다.

그러나 이 시기를 지나 배란 전 약 15일, 즉 월경이 시작되면서 난포는 난포자극호르몬(FSH)의 영향을 절대적으로 받게 됩니다. 이때 FSH호르몬에 대해 반응도가 좋아서 예민하게 반응하는 난포들은 무럭무럭 성장하여 성숙 단계로 접어들고, 그렇지 못한 난포들은 도태하게 됩니다.

FSH호르몬의 영향을 가장 많이 잘 받은 난포가 결국 마지막에 대개 한 개 남는데, 17~18mm 정도로 크면 에스트로겐의 분비가 절정에 달하고 이때 난포가 터지게 하는 역할을 하는 LH호르몬이 급증하면서 드디어 배란이 이루어지게 됩니다.

5

배란 직전의 난포는 어떻게 생겼을까요

여러 개의 원시난포 중에서 처음에는 선택받은 몇 개의 우성 난포들이 자라다가 그 중에서도 결국 한 개만이 계속 성장하게 됩니다. 이 수많은 원시난포들 중 우성 난포로 선택되는 이유는 난포자극호르몬

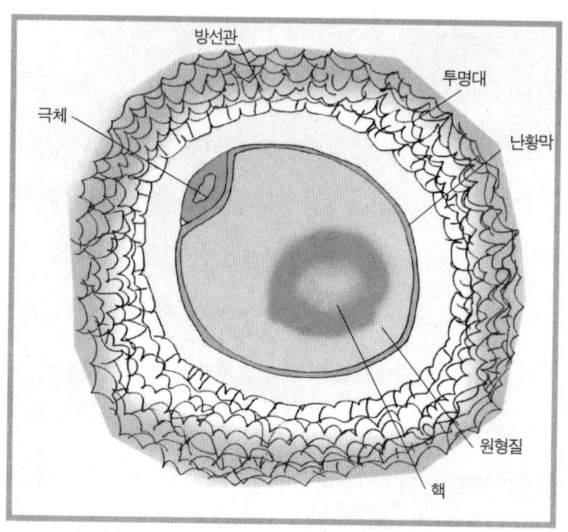

그림 2-2 난자

을 받아들일 수 있는 수용체를(FSH receptor) 가장 풍부하게 갖고 있어 이 호르몬의 영향을 가장 많이 받을 수 있어서입니다.

아무튼 호르몬의 영향을 받아 난포는 무럭무럭 자라고 난자는 터져 나오기 좋게 하기 위해서 난소의 표면에 자리잡습니다. 팽팽한 물집으로 형성되어 튀어나오기 시작하면(stigma) 이 부분에는 혈액공급이 안 되고, 결과적으로 괴사현상이 일어나 배란이 일어나게 됩니다.

배란 직전의 가장 성숙한 난포를 맨 처음 발견한 네델란드의 해부학자인 그라프의 이름을 따서 '그라피안 난포(Graafian follicle)' 라고 합니다. 이 성숙난포의 구조를 보면 난포의 막이 내협막(theca interna)과 외협막(theca externa)으로 나뉘어져 있고, 그 안에 과립세포층과 난자, 그 주위를 둘러싸고 있는 난포액으로 구성되어 있습니다.

정자는 어떻게 생겼을까요

정자는 크게 두 부분으로 나뉘어지는데 하나는 둥그스름한 머리 부위이고, 나머지는 헤엄을 치며 운동을 하는 꼬리부분입니다.

머리 부분을 자세히 보면 우선 머리 속에는 둥근 핵이 들어 있고, 핵을 보호하기 위한 막(plasma membrane)으로 둘러싸여 있습니다. 핵 바로 위에는 단백질을 분해하는 능력을 지닌 효소주머니인 선단체(acrosome)가 마치 베레모처럼 살짝 얹혀 있습니다. 선단체는 단백질을 녹여버리는 효소들이 터져서 밖으로 새어나오지 않도록 얇은 막으로 안전하게 둘러싸여 있습니다.

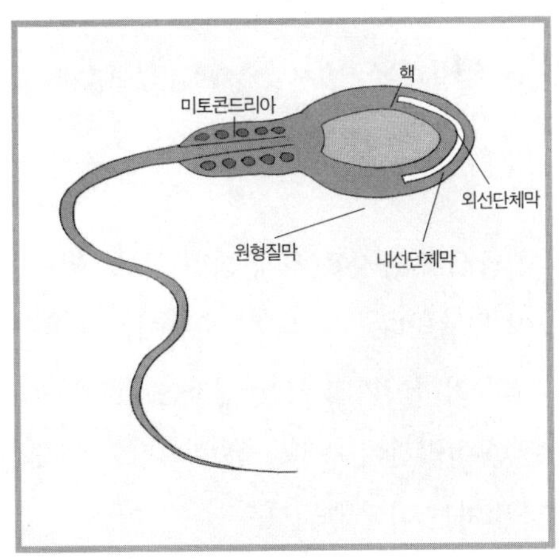

그림 2-3 정자의 구조

그러나 정자가 난자를 만나 수정을 하게 될 때는 핵을 둘러싸고 있는 핵막이 녹아 없어져 버리고, 선단체를 둘러싼 막도 없어지면서 이 안에 들어 있는 효소들이 쏟아져 나와 정자가 난자 내로 진입해 들어가는 길을 만들어 주면서 도와줍니다.

정자의 꼬리 부분은 아주 가는 관과 섬유소(fiber) 성분으로 이루어져 있고, 꼬리의 위 부분에는 에너지를 공급해 주는 미토콘드리아가 둘러싸고 있습니다. 고환에서 만들어져 나온 정자는 부고환을 통과하면서 점점 성숙하고, 꼬리 부분의 운동성이 활발해지면서 비로소 수정할 수 있는 능력을 차츰 갖추게 됩니다.

7

여성의 몸 안으로 사정된 정자는 어떻게 될까요

정상성교시 남성이 사정을 하게 되면 최고 2억~3억 마리의 정자가 질 안에 고이게 됩니다. 그러나 이 중에서 자궁을 거쳐 나팔관 안으로 들어가 난자 가까이까지 가는 정자는 단 200마리 정도입니다. 이 중에서도 단 한 마리만이 수정을 하게 되지요. 그렇다면 수정을 하지 못한 나머지 정자는 어떻게 될까요?

첫째, 가장 많은 정자의 소실은 사정직후 질 밖으로 흘러나와 버

리는 것 때문입니다. 사정직후에는 젤 상태로 뭉쳐 있던 정액이 30분 ~1시간 정도 되면 전립선 효소에 의해 액화되어 아주 물처럼 묽어지므로 성교 후 여성의 자세나 움직임에 따라 더욱 쉽게 많은 양이 흘러나와 버립니다. 따라서 임신이 잘 되게 하려면 성교 후 바로 일어서거나 뒷물을 해서는 안 됩니다.

둘째, 정자는 원래 산성에 굉장히 약한데, 여성의 질 내부의 환경이 강한 산성이므로(그래도 배란 전후에 평소보다 산성성분이 많이 약해집니다) 정자가 많이 죽거나 운동성을 잃어버립니다. 다행히 정액 자체가 알칼리성이기 때문에 사정직후 질 부위의 산성환경에서 잠시는 버틸 수 있지만 두 시간 정도가 지나면 거의 모든 정자는 운동성을 상실해 버리면서 죽습니다. 따라서 이 시간 안에 재빨리 자궁 쪽으로 올라간 정자들만이 운동성을 유지해 수정할 수 있는 기회를 갖습니다.

셋째, 상당한 수의 정자가 여성의 질 속에 있는 효소에 의해 죽거나 소실됩니다. 여성의 생식기 내부의 고유한 식세포기능(phago-cytosis)에 의해 소실되거나 자궁내막 세포들에 의해 파묻혀 버립니다.

넷째, 겨우 나팔관까지 도착한 정자들도 한 번 난자를 지나치면 나팔관 안에서는 정자의 저장이 안 되기 때문에 계속 움직이다가 그대로 복강 안으로 빠져 버리기도 합니다.

8

성교 후 정자는 얼마나 빨리 나팔관까지 도달하며, 얼마나 살까요

여성의 질 안에 정자가 사정된 후 가장 빨리 움직이는 정자는 벌써 5분내에 나팔관까지 도달합니다. 그러나 가장 먼저 나팔관에 도착된 정자가 실제로 난자와 수정까지 이루어지는 일은 거의 없습니다. 이유는 사정된 후 어느 정도 시간이 지나야만 정자가 난자와 수정할 수 있는 능력이 생기기 때문입니다.

난자와 수정이 이루어지는 정자는 자궁경부내의 점액이나 경부내의 음와(crypt) 혹은 나팔관의 협부(isthmus)에서 잠시 저장되어 모여 있다가 서서히 올라오는 정자입니다. 천천히 머무르면서 수정능력을 충분히 갖추게 된 덕분입니다.

자궁점액 내에서 보이는 정자는 성교 후 24~48시간까지는 거의 일정한 농도를 보이다가 만 이틀, 즉 48시간이 지나면 그 숫자가 감소하기 시작합니다. 그래도 80시간까지는 정자가 존재합니다. 따라서 한 번 성교 후에 약 3일까지는 임신이 가능합니다. 임신이 잘 되게 하기 위해서는 배란기 무렵 최소한 3일에 한 번씩, 조금 더 확실하게는 매일, 혹은 이틀에 한 번 성관계가 이루어지면 좋겠습니다.

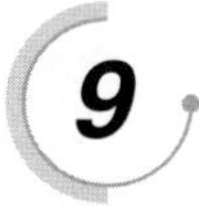

사정된 정자는 그 즉시 수정능력이 있을까요

사정된 직후의 정자는 수정능력이 없고 최소한 얼마 정도 여성의 생식기 내부에 머무른 뒤에야 비로소 생식능력, 즉 난자 내에 진입할 수 있는 능력이 생깁니다. 이것을 정자의 '수정능력 갖춤'(capacipitation)이라고 하는데, 여성의 생식기뿐만 아니라 시험관아기시술 같은 보조생식술에서 쓰이는 배양액으로 정자를 세척하고 처리했을 때도 이 '수정능력 갖춤'이 생깁니다. 때문에 보조생식술이 가능하게 되었다고 말할 수 있겠지요.

정자가 수정능력을 갖추기 위해서는 우선 사정된 직후 정자를 둘러싸고 있는 정액내의 여러 가지 액체성분, 정자핵막을 구성하고 있는 콜레스테롤이 없어져야 합니다. 또 핵을 둘러싸고 있는 막과 핵 위에 모자처럼 얹혀 있는 효소 주머니(acrosome)의 바깥쪽 막이 녹아 없어져야 합니다. 그래서 주로 단백질을 분해하는 이런 효소들이 밖으로 쏟아져 나오면서 난자의 투명층을 녹여 주어 비로소 정자가 난자 내로 들어가는 것을 도와 줍니다.

또 정자가 난자 내로 진입해 들어가는 순간에는 정자 꼬리부분의 운동성에 가속도가 붙어 갑자기 속도가 증가하면서 난자 안으로 밀고 들어가는 힘을 갖게 됩니다. 이러한 현상들이 바로 정자의 '수정능력 갖춤'입니다. 이처럼 정자가 난자와 수정할 수 있는 능력은 사정된 후 상당한 시간이 지나 형태가 변하고, 꼬리부분의 가속도가 붙은 뒤에야 가능한 것입니다.

10

고환에서 만들어진 정자는 어떤 과정을 거쳐 성숙되어 갈까요

정자는 고환내의 세뇨관에서 정자의 모세포가 되는 정조세포(精祖細胞 ; spermatogonia)에서부터 출발하게 됩니다. 이 세포에서는 염색체 수에 전혀 변화를 주지 않는 체세포분열이 계속 일어납니다. 따라서 46개의 염색체를 가진 수많은 1차 정모세포(精母細胞 ; primary spermatocyte)가 만들어집니다. 이때부터는 염색체수가 절반으로 줄게 되는 감수분열에 의해 세포분열이 계속됩니다. 그 결과, 정상 염색체의 절반인 23개의 염색체를 가진 2차 정모세포(secondary spermatocyte)가 되며, 차츰 성숙화 과정을 거쳐서 정자세포(spermatid)가 되고, 더 나아가 전형적인 형태를 갖춘 정자(spermatozoa 즉 sperm)가 만들어집니다.

이러한 과정을 거치는 데는 약 50 여 일이 걸리고, 이렇게 만들어진 정자는 부고환으로 들어가 약 20여 일 간 머무르면서 약 5~6미터나 되는 부고환을 천천히 통과하여 부고환의 끝부분에 도착하게 됩니다. 여기에서 정관을 타고 사정시에 밖으로 배출될 때까지 저장되는 것이지요.

　　많은 연구에 의하면 부고환은 단순히 정자의 저장역할을 하는 곳이어서 만약 부고환에 문제가 있어 부고환을 거치지 못하고 바로 정관 안으로 정자가 들어 가는 경우, 정관에서 바로 정자를 채취해도 정자의 수정능력에는 아무 이상이 없는 것으로 봅니다.

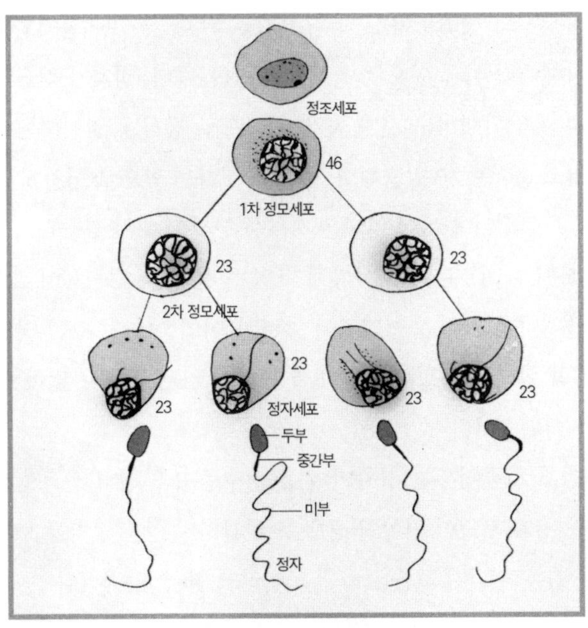

그림 2-4 정자의 발생과정

11

자궁경부를 잘 통과하기 위해서 정자는 어떤 조건을 갖추어야 할까요

자궁경부는 길이가 약 2~3cm 정도인 자궁의 문에 해당되는 터널 같은 곳입니다. 배란기 무렵이 되면 이 부위는 텅 비어 있는 공간이 아니고 내부가 미끈거리는 점액으로 가득 채워져 있습니다. 따라서 정자는 정자의 머리보다도 작은 크기로 된 이 무수한 점액의 그물망을 통과해야만 자궁 안으로 들어갈 수 있습니다. 정자가 작은 그물망을 통과하기 위해서는 정자 자체가 앞으로 강하게 전진하는 운동을 해야 밀고 들어갈 수 있습니다. 때문에 정자는 앞으로 힘차게 밀고 나아가는 운동성이 좋아야 일단은 경부를 통과할 수가 있습니다.

정자의 머리부분에 정자항체가 있는 경우는 점액과 서로 상호작용이 일어나게 되어 응집되면서 통과가 어렵습니다. 또한 정자의 머리부분의 형태가 기형이면 대개 운동성이 나쁜 경우가 많아 역시 통과하기 어렵습니다.

따라서 자궁경부는 정자의 운동성이 좋지 않거나 정자항체가 있는 경우, 정자 모양이 기형인 경우 등 건강하지 않은 정자를 모두 걸러버리는 일종의 필터 역할을 하는 곳이라고 할 수 있습니다.

남성의 정자가 만들어지는 고환은 어떤 구조이며, 어떤 조절을 받고 있을까요

고환은 정자가 만들어지는 아주 가늘고 긴 관인 세뇨관(seminiferous tubule)과 이 관 사이사이에 있는 결합조직내의 특수한 세포(Leydig Cell)로 이루어져 있습니다. 특수한 세포는 뇌하수체호르몬(LH호르몬)의 자극을 주로 받아 테스토스테론을 만들어 고환내의 테스토스테론 농도를 높여 줍니다.

세뇨관을 덮고 있는 세르톨리 세포(Sertoli Cell) 역시 뇌하수체호르몬(FSH)의 자극을 받아 세뇨관 내에 테스토스테론 농도를 아주 고농도로 유지하도록 해주는데, 이러한 고농도의 테스토스테론은 세뇨관으로 하여금 정자생성을 활발하게 하도록 합니다. 세르톨리 세포는 세포끼리 서로 밀착되어 세뇨관을 빈틈없이 막아주고 있습니다. 이러한 구조로 인하여 세뇨관 내에는 혈관이 거의 들어갈 수가 없을 정도입니다.

따라서 세뇨관에서 필요로 하는 영양분 등은 혈관을 타고 공급되는 것이 아니고 주위에서 스며 들어오는 것을 이용하게 됩니다. 그러나 이렇게 자연히 형성된 강력한 울타리(barrier)로 인하여 고환이 자연 요새화됨으로써 다음과 같은 효과가 있습니다.

첫째, 고환내의 생식세포들이 외부의 독소라든지 해로운 항원, 항

체에 직접적으로 노출되지 않습니다. 둘째, 원래 항원성(antigenicity)
이 강한 정자가 혈액 내로 쉽게 들어가 항체를 만들지 않도록 함으로
써 불필요한 면역반응이 일어나지 않도록 보호해 줍니다. 알고 보면
우리 인체에는 이렇듯 놀라운 신비가 곳곳에 숨어 있습니다.

제 3 장

불임의 원인과 치료

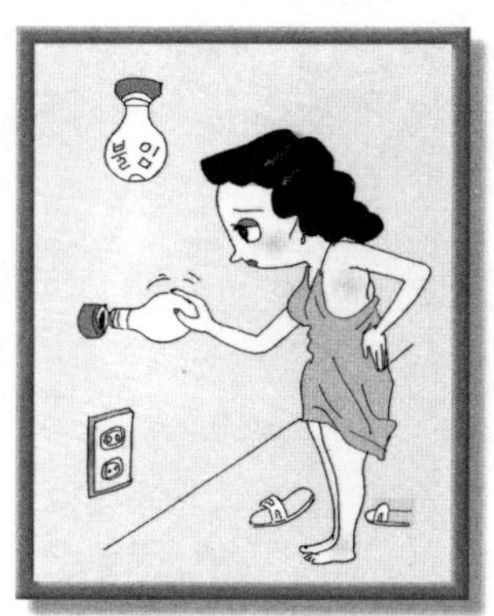

1

어떤 경우를 불임이라고 할까요

불임은 부부가 아무런 피임도 하지 않고 1주일에 평균 2~3회 이상의 정상 부부관계를 했는데도 불구하고 1년 안에 임신이 되지 않을 때를 말합니다. 부부가 어떤 피임방법을 사용했거나, 멀리 떨어져 있어 부부관계 기회를 많이 갖지 못했다면 1년 안에 아기가 없다고 해서 무조건 불임이라고 할 수 없겠지요.

만약 이러한 조건에 비추어 보아 자신이 '불임이 아닐까' 하는 생각이 들 때는 가능하면 빨리 불임클리닉에 가보는 것이 좋습니다. 대개의 경우 대수롭지 않게 생각하고 '잘 되겠지.' 하면서 상당한 시간을 허비하는 경우가 많습니다. 물론 바쁜 생활 때문이겠지만 불임클리닉을 찾는 환자들을 보면 '조금만 더 일찍 관심을 갖고 진료를 받았더라면 쉽게 치료하고 임신도 할 수 있었을 텐데.' 하는 아쉬움을 느낄 때가 많습니다. 너무 병을 키워 치료하기 어려워지고 시간도 많이 걸리기 때문입니다.

결혼한지 1년이 되면 정상적인 부부생활을 하는 부부의 약 90%는 임신이 됩니다 . 나머지 10 ~ 15% 정도는 임신이 잘 안 됩니다. 10명의 부부 중 1~2부부가 불임이라는 이야기지요.

불임은 아예 임신해 본 적이 없는 일차성 불임과 과거에 임신을 해본 적이 있지만 그후 임신이 안 되는 이차성 불임으로 나눕니다.

부부 생활의 기간	임신율(%)
1개월	25%
6개월	63%
9개월	75%
12개월	80%
18개월	90%

결혼 초 1년 반 이내에 임신할 수 있는 확률이 90%이며, 나머지 10%가 불임이다.

불임검사는 언제부터 하는 것이 좋을까요

1년이라는 기간을 기준으로 해 불임이라는 진단을 내린다고 꼭 1년이 지나서 불임검사를 받거나 진찰을 하는 것은 옳지 않습니다. 1년이란 기간은 어디까지나 편의상 잡은 기준이고 부부마다 각기 사정이 다르고, 각 개인마다 특이한 병력이 있을 수 있기 때문입니다.

예를 들면 나이가 30세가 넘어서 결혼하게 된 커플은 결혼생활이 채 1년이 안 되었다고 하더라도 결혼하자마자 필요한 검사를 해보는 것이 좋습니다. 왜냐하면 임신능력은 나이가 들어감에 따라 점점 저하되기 때문에 아기를 갖기 위한 노력은 부부의 나이가 이미 30세를 넘어섰다면 상대적으로 더 빨리 시작할수록 유리합니다. 20대와 30대의 임신능력은 많은 차이가 있습니다.

또 과거에 특별한 사정으로 임신중절수술을 한 경험이 있는 여성은 결혼 전이라도 나팔관과 자궁에 혹시 염증이 생기지 않았는지 X-ray검사를 해보는 것이 좋습니다. 그 결과 만약에 이상이 있다 하더라도 빨리 발견한다면 쉽고 간단하게 치료할 수 있기 때문입니다.

요즘은 남성은 물론이고 여성들도 사회적인 활동이 활발한 시대라 30세를 넘어서 결혼하는 경우도 꽤 많습니다. 이러한 현상은 불임이 증가하는 원인중의 하나입니다. 늦게 결혼하는 부부일수록 결혼을 앞두거나 결혼직후 최소한 아기를 갖는 데 기본적으로 무슨 이상이 없는지 간단한 검사를 미리 하면 큰 도움이 됩니다.

바쁜 사회생활이나 해야 할 공부 때문에 당분간 피임을 하면서 결혼후 몇 년 있다가 아기를 가지려고 계획하는 젊은 부부들을 많이 봅니다. 그러나 일에 대한 의욕이나 성취감도 좋지만 부부가 보다 건강하고 젊을 때 아기를 낳고 키워야 태어난 아기도 건강하고 총명합니다. 여성의 나이가 벌써 35세만 되어도 여러 가지 유전학적인 이상이 있는 아기를 출산할 확률이 높아지고, 임신율 자체가 크게 떨어집니다.

3

불임의 원인은 무엇일까요

불임의 원인은 크게 나누어 남성에 의한 원인이 40%, 여성에 의한 경우가 40%로 확률이 거의 같습니다. 나머지 약 20% 정도가 여러 가지 진단방법을 동원해도 특별한 이상이 발견되지 않는 원인불명의 불임인 것으로 봅니다.

남성에게 불임의 원인이 있는지는 정액검사를 통해 정자의 수효, 운동성 혹은 기형여부를 봄으로써 간단하게 밝힐 수 있습니다. 반면 여성에게 불임의 원인이 있는 경우는 원인이 다양합니다. 배란장애로 인한 경우가 약 30%로 가장 많고, 그 다음이 나팔관과 자궁의 이상으로 인한 경우로 약 20%, 자궁경관의 이상이 5~10%, 기타 면역학적인 요인이나 감염 등의 원인이 약 5%를 차지합니다.

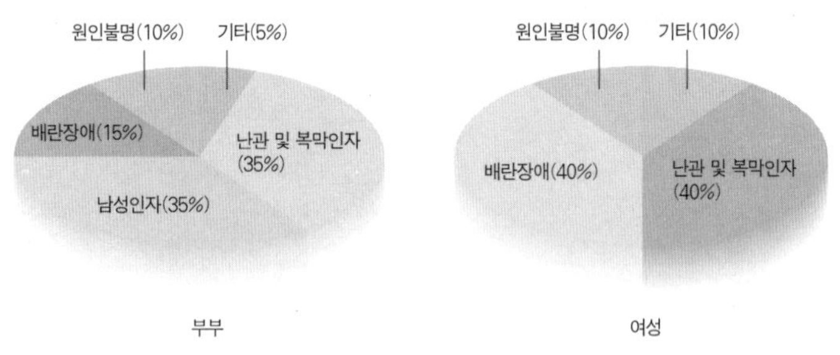

불임의 원인

어떤 경우 여성들에게 불임이 문제되나요

심한 스트레스나 과격한 운동 혹은 다이어트로 영양상태가 불량할 때 : 나이가 많은 여성보다는 젊은 여성에게 문제되는 경우가 많습니다. 심한 정신적인 스트레스 혹은 과도한 육체적인 피로감이 쌓인 결과, 갑자기 무월경이 되는 경우도 있습니다. 과도한 다이어트로 몸무게가 갑자기 많이 줄어버린 경우도 무배란, 무월경이 되면서 불임으로 이어지는 경우가 있으므로 주의해야 합니다.

이런 경우에는 뇌에서부터 호르몬조절에 문제가 생기면서 배란기능에 이상이 오는 것입니다. 적절한 운동과 균형잡힌 식사, 휴식으로 피로가 쌓이지 않도록 하는 것은 불임의 예방에 매우 중요합니다.

월경이 매우 불규칙하고 불순한 경우 : 여성의 자궁 양쪽에는 엄지손가락 크기의 회백색인 난소가 있어 매달 한 번씩 배란을 하게 됩니다. 정상인 여성은 월경주기가 28~35일 정도로 배란이 규칙적으로 잘 일어납니다. 불임여성들 중에는 이 월경주기가 불규칙적인 경우가 상당히 많습니다. 생리가 2~3개월 간격, 혹은 그보다 더 불순하여 심하면 6~12개월에 한 번씩 있는 경우도 있습니다. 생리가 한 달에 한 번 있는 여성에 비해 몇 달에 한 번씩 있는 여성들은 그만큼 배란되는 기회가 적고, 실제로 임신이 잘 안 됩니다.

배란은 우리 뇌 속에 있는 시상하부를 총사령탑으로 하여 뇌하수

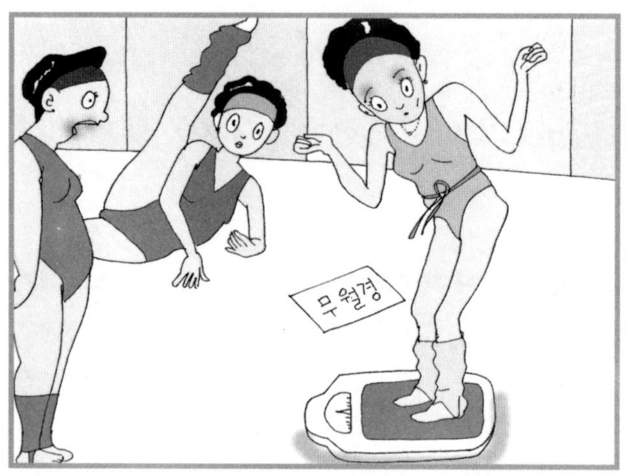

체에서 성선자극호르몬인 난포자극호르몬(FSH)과 황체화호르몬(LH)에 의해 조절받게 되는데, 이 두 개의 호르몬이 바로 여성의 배란과 월경, 임신을 가능하게 합니다.

유방에서 젖이 나오면서 무월경 상태일 때 : 출산 후가 아닌데도 갑자기 유방에서 젖이 분비되는 경우가 있습니다. 분비량이 많아 가만히 있어도 방울이 떨어질 때도 있고, 손가락으로 힘을 주어 짜야만 나올 정도로 적게 분비되는 경우도 있습니다. 이때 간혹 두통을 호소하기도 하는데, 이때는 '푸로락틴'이라는 젖을 분비하는 호르몬을 검사해 보면 간단히 알 수 있습니다.

푸로락틴은 뇌하수체의 전엽에서 분비되는데 증식이 일어나거나 종양이 있을 때 분비가 증가합니다. 고푸로락틴호르몬 상태가 되면 우리 몸을 항상 평형상태로 유지하기 위한 '되먹임 작용'에 의해 시상하부에서 성선자극호르몬의 분비를 떨어뜨립니다. 그 결과, 난소에서는 배란이 안 되고 무월경 상태가 됩니다. 이런 경우는 푸로락틴을 낮추는 역할을 해주는 약제인 '부로모클립틴(팔로델)' 약제를 써서 치료하면 배란이 순조롭게 되고 생리가 규칙적으로 나오게 됩니다.

초음파 검사상 다낭성 난소증으로 진단받은 경우 : 다낭성 난소는 초음파로 보았을 때 작은 낭포들이 구슬목걸이처럼 보이는 난소를 말합니다. 대개 성선자극호르몬인 난포자극호르몬과 황체화호르몬의 비율에 이상이 있는 경우가 많고, 남성호르몬인 테스토스테론도 증가되어 있는 경우가 많습니다.

따라서 월경주기가 불규칙한 여성들은 미리 검사를 받아보고 호르몬 조절을 받는 것이 임신하는 데 도움이 되겠습니다. 다낭성 난소증이 있으면 간혹 골다공증까지 초래하는 경우가 있으므로 유의해야 합니다.

만성적·전신적인 내과질환이 있는 경우 : 당뇨나 결핵, 만성 빈혈, 갑상선 질환, 간장 질환, 위장에 문제가 있을 때, 너무 저체중이거나 비만인 경우에 배란 장애가 많고, 임신에 지장이 있는 경우가 있습니다. 그러므로 불임검사를 시작할 때는 꼭 일반적인 건강 체크를 함께 해 전반적인 건강상태를 파악한 후 시작해야 도움이 되겠지요.

조기 난소부전증으로 난소에서 전혀 배란이 안 되는 경우 : 대개 여성들은 50세를 전후로 하여 폐경이 되면서 갱년기에 접어들게 됩니다. 그러나 아주 젊은 나이, 즉 30대에 갑자기 월경이 끊기고 얼굴이 후끈거리면서 땀이 나는 등 갱년기 증상을 동반하는 경우가 있습니다. 이런 경우 호르몬 검사를 해 보면 난소기능이 이미 끝나버려 배란을 할 수 없는 상태가 되어 있습니다. 조기폐경이 된 것이지요.

간혹 배란촉진제를 써서 효과가 있는 경우도 있지만 극히 드문 일입니다. 이 경우 임신을 원할 때는 난자공여를 받는 것도 한 방법입니다.

나팔관 촬영을 했을 때 양쪽 나팔관이 막힌 경우 : 과거에 임질 같은 성병에 심하게 걸린 적이 있는 경우, 결핵을 앓고 난 뒤, 맹장이나 다른 원인으로 심한 복막염을 앓은 적이 있을 때, 임신중절수술을 받은 적이 있을 때 양쪽 혹은 한 쪽 나팔관이 막힐 수 있습니다. 물론 전혀 이런 병력이 없더라도 막힐 수 있습니다.

나팔관은 난자와 정자가 만나 수정이 이루어지는 장소이고, 이곳을 통해 자궁 안으로 들어갑니다. 그런데 이 통로가 막혔다면 당연히 임신이 이루어지지 않겠지요. 나팔관이 막힌 정도, 막힌 부위에 따라 수술요법이나 비수술요법으로 뚫어 줍니다. 그래도 안 되는 경우에는 시험관아기시술을 합니다.

골반 내의 염증으로 나팔관주위에 유착이 생긴 경우 : 초음파검사나 자궁나팔관 X-ray촬영결과에 아무런 문제가 없고 막히지도 않았는데 계속 임신이 안 될 때는 꼭 골반경검사가 필요합니다. 내부 통로는 막히지 않았어도 난소와 나팔관 주위에 유착이 생기면 나팔관 운동에 지장을 주어 제 기능을 할 수 없으므로 역시 임신이 되지 않습니다.

유착이 심하지 않는 경우는 골반경 검사시에 간단히 치료를 함께 할 수 있기 때문에 크게 걱정하지 않아도 됩니다.

자궁X-ray촬영 결과 자궁내막이 서로 유착되어 막힌 경우 : 자궁은 수정란이 착상을 하여 이후 40주 동안 아기가 자라는 아기집입니다. 그런데 이곳에 유착이 있다면 제대로 수정란이 착상하여 자라는데 지장을 줍니다. 때문에 임신이 되어도 중간에 자꾸 유산되는 습관성 유산이 되기도 하고, 아예 임신이 잘 안 되기도 합니다.

과거 임신중절수술 후에 후유증으로 염증이 생겨 막히는 수도 있고, 결핵이 원인이 되기도 합니다. 자궁내시경으로 유착된 부분을 박리해 주고, 호르몬치료 또는 루프 등을 넣어 치료합니다.

자궁근종이나 내막 폴립 : 여성의 자궁에 가장 많이 생기는 혹이 자궁근종입니다. 생긴 위치와 크기에 따라 임신을 방해하기도 하고, 자연유산을 가져오기도 합니다. 내막 폴립은 초음파로도 쉽게 진단되지 않다가 임신을 방해할 수 있는데 자궁내막은 내막검사를 할 때 우연히 발견되는 경우가 많습니다.

선천적으로 자궁 모양에 기형이 있을 때 : 이때는 임신은 되어도 유산, 조산을 많이 합니다. 그러나 쌍각자궁 같은 경우는 정상적으로 임신하여 출산하는 경우도 있으므로 처음부터 무조건 수술할 필요는 없고, 유산이 잘 되거나 전혀 임신이 안 될 때 수술을 생각해 보는 것이 좋습니다.

난소의 황체기 결함으로 호르몬 분비가 부족하여 자궁내막이 수정란이 자라기에 적당하지 않은 경우 : 자궁내막은 수정란이 착상하여 자랄 수 있도록 영양이 충분하고 부드러워야 합니다. 그런데 난소에서 배란 후에 나오는 프로게스테론호르몬의 분비가 부족한 경우 자궁내막의 발육에 이상이 생기고, 착상에 문제가 되어 임신이 안 되는 것입니다.

이때는 경구용 배란촉진제인 클로미펜이나 배란촉진 주사를 써서 호르몬 분비를 증가시키거나 프로게스테론을 보충해 줍니다.

생리통·성교통이 심한 자궁내막증이 있거나 난소에 자궁내막종

같은 혹이 있을 때 : 자궁내막에만 존재해야 할 내막조직이 난소나 골반 내 혹은 자궁의 바깥쪽에 존재할 때 이를 '자궁내막증'이라고 합니다.

경미할 때는 전혀 증상이 없지만 심한 성교통이나 생리통을 호소하기도 합니다. 난소의 내막종양은 초음파로 쉽게 진단이 가능합니다. 혹의 크기가 작고 골반 내 염증상태가 아주 초기일 때는 임신에 지장을 주지 않을 수도 있으므로 조금 더 시간을 두고 기다려 보아도 됩니다. 그러나 혹의 크기가 크고 나팔관 주위나 골반 내에 염증을 심하게 일으켰을 때는 임신도 중요하지만 우선 통증이 고통스러우므로 적절한 치료를 해야 합니다. 자궁내막증 자체가 면역학적인 면에서 임신 자체를 억제한다는 주장도 있습니다.

배란기인데도 자궁 경관에서 전혀 분비물이 나오지 않는 경우 : 배란기 직전에는 여성호르몬인 에스트로겐이 급격히 상승하게 되는데, 이 호르몬은 자궁경부에서 물처럼 맑은 분비물을 만들게 합니다. 그래서 대부분의 여성들은 배란기 전후로 아래가 젖은 느낌이 있습니다. 이 물처럼 매끄럽고 맑은 분비물은 성교 후 정자가 자궁 내로 들어가기 좋은 상태로 만들어 줍니다. 이 분비물이 적어 끈적끈적한 상태라면 정자가 자궁을 통해 나팔관까지 가는 데 지장을 주어 임신을 방해하게 되겠지요.

과거 임신중절수술로 자궁경부에 손상을 입었거나 경부에 염증이 있을 때 이럴 수 있습니다. 이때는 클라미디어균에 의한 감염 때문일 수도 있으므로 독시사이클린을 하루에 200mg씩 1주일간 써서 효과를 볼 수 있습니다. 또 에스트로겐호르몬의 분비가 적어서 분비물이 적은 경우는 에스트로겐을 월경시작 후부터 배란기까지 복용시켜 치료합니다.(푸레마린 0.625mg을 월경주기 5~13일째 사용하나 큰 효과는 없습니다.)

5

여성불임의 원인 중 가장 많은 배란장애는 어떤 양상으로 나타날까요

무월경 혹은 희소월경 : 자신의 월경주기로 3회 정도 월경이 계속 없거나, 심하면 6개월 이상 월경이 없을 때를 '무월경'이라고 하는데 이런 경우에는 배란이 잘 안 됩니다.

또 월경주기가 2~3개월 이상인 경우를 '희소월경'이라고 하는데 이런 경우도 역시 배란장애가 많습니다. 황체화호르몬(LH)이 난포자극호르몬(FSH)에 비해 3배 이상 증가한 다낭성 난소증을 가진 경우에 많이 나타납니다. 이런 경우에는 기초체온을 장시간 쟀을 때도 전혀 온도상승이 없는 저온기만 나타납니다.

월경은 하는 데도 배란을 하지 않은 경우 : 월경을 꼬박꼬박 한다고 해서 반드시 배란이 잘 되는 것은 아닙니다. 월경은 하는 데도 배란이 잘 안 되는 경우도 있습니다. 이때는 초음파로 배란을 체크하면 난포가 정상적으로 자라지 않고 중간에 성장이 멈춰 버리거나 배란 직전까지 성장하다가 터지지 않고 그대로 남아 있습니다. 기초체온계를 재보면 역시 저온기가 계속됩니다.

난포기가 지나치게 짧을 때 : 기초체온계로 체크했을 때 배란은 되지만 월경을 시작한 날부터 배란할 때까지, 즉 난포기가 유난히 짧은 경우가 있습니다. 이때는 뇌하수체에서 황체화호르몬인 LH호르몬이 난포가 미처 충분히 성숙되기 전에 나와 버리므로 생기는 현상입니다. 따라서 배란도 안 된 상태에서 황체화가 되어 버리거나 충분히 성숙이 안 된 미성숙 난자가 배란되는 경우입니다. 이런 경우도 배란장애로 보며, 임신이 잘 안 되는 경우에 속합니다.

배란기 때 분비물이 전혀 나오지 않는 것도 불임의 원인이 될까요

대부분의 여성들은 배란기가 가까워지면 자궁 분비물이 많아져서 아래가 촉촉해지는 느낌이 있습니다. 일반적으로 생명이 싹트기 위해서는 가장 중요한 것 중의 하나가 '수분'이므로 이러한 현상을 당연한 것입니다. 즉 수분이 촉촉히 분비되어야 임신이 잘 되는 것입니다.

배란되기 바로 직전에는(배란되기 2~3일 전부터) 여성호르몬인 에스트로겐이 최고 농도로 분비되는데 이 여성호르몬은 자궁경부의 분비샘을 최대한 자극시켜 줍니다. 여기서 나오는 분비물은 95~98%가 물로 되어 있어 투명하고 탄력성이 좋아 손가락으로 만져보면 8~10cm 정도로 길게 늘어납니다. 또 얇은 슬라이드에 살짝 펴서 말리면 고사리잎 같은 특징적인 문양을 나타내기도 합니다. 따라서 이 무렵 여성들은 질 내부에서 부드럽고 풍부한 분비물이 나오는 것을 스스로 느끼는데, 이것은 정자가 자궁 내로 진입하는 것을 돕기 위한 아주 자연스러운 현상입니다.

만약 이렇게 분비물이 나오지 않는다면 정자가 통과하는 데 장애(physical barrier)를 주어 임신율에 많은 차이가 납니다. 실제로 분비물이 많은 여성 그룹에서는 임신율 54%, 그렇지 못한 경우에는 37%로 차이를 확실하게 보여 주는 통계가 있습니다. 그러나 분비물이 적을 때는 배란시기를 정확하게 잡지 못한 때문일 수도 있으므로 질초음파로 난포관찰을 잘 해야 합니다.

7

난관수종이 있으면 시험관아기를 해도 임신율이 안 좋을까요

자궁난관 X-ray촬영을 해 보거나 초음파로 보면 나팔관 끝이 막혀 물이 고여 부어있는 난관수종(hydrosalpinx)을 진단할 수 있습니다. 난관수종이 있으면 시험관아기시술을 해도 다른 사람에 비해 훨씬 임신율이 낮습니다. 나팔관 안에 고여 있는 물 속에 여러 가지 균과 찌꺼기, 독성물질이 들어 있어 수정된 배아에게 해를 주고 자궁 내막에까지 흘러 들어와 착상을 방해하기 때문입니다.

실제로 난관수종에 있는 물을 뽑아 농도별로 분류하여(100%, 10%, 1%) 실험용 쥐의 배아를 배양실험한 결과, 고농도의 물을 사용했을 때는 전혀 배아가 자라지 않았음을 확인한 연구도 있었습니다.

난관수종은 부어 있는 정도가 클수록(직경이 2.5cm 이상), 혹은 난관 내부점막의 손상이 많을수록 수술을 해도 예후가 나쁩니다. 그래서 시험관아기시술을 하는 것이 더 좋습니다. 그러나 내부에 고인 물이 독성이 있으므로 시술하기 전에 일시적으로 물을 뽑아 버리기도 하고, 수술을 하여 그쪽 나팔관을 제거하거나 나팔관에 개구술을 하여 물이 고이지 않게 해주거나 자궁 쪽으로 물이 들어오지 않도록 자궁에 가까운 나팔관 쪽을 묶으면 임신율이 훨씬 좋아집니다. 수술을 어떤 방식으로 해도 임신율에 차이가 없고 단지 나팔관에 고여 있

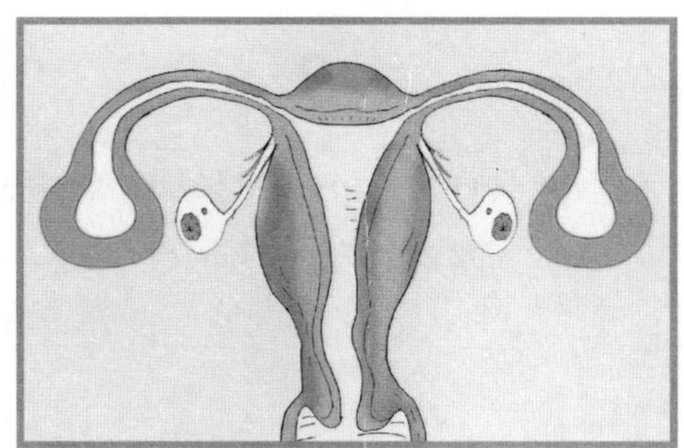

그림 3-1 난관수종

는 물이 배아에 닿지 않게 하는 것이 중요합니다.

난관수종의 정도가 심하지 않을 때는(난관수종의 크기가 크지 않고 내부의 점막 손실이 적고 벽이 많이 늘어나지 않아 도톰할 때) 구태여 시험관아기시술을 않고 난관개구술 같은 나팔관 성형수술만 해도 임신이 잘 됩니다.

8

자궁에 문제가 있어서 임신이 안 되는 경우는 언제일까요

자궁 모양에 선천적으로 문제가 있는 경우 : 태어날 때부터 자궁이 기형으로 생긴 경우인데 모양에 따라 종류가 다양합니다. 자궁이 두 개 있는 쌍각자궁이거나 정상 자궁의 절반만 있는 경우, 아니면 중간에 막이 있는 경우, 심한 경우에는 자궁경부나 질 부위 혹은 자궁의 내막부위 등이 아예 없는 경우도 있습니다.

자궁의 기형 정도에 따라 전혀 임신이 불가능하거나 임신은 되도 유산, 조산이 되기도 합니다. 그러나 쌍각자궁(bicornuate uterus), 궁상자궁(弓狀 ; arcuate uterus)이라도 경우에 따라서는 아무 이상이 없이 만삭까지도 유지가 가능합니다. 따라서 불임환자 중에 많이 볼 수 있는 쌍각자궁, 궁상자궁은 처음부터 무조건 성형수술을 서두를 필요는 없고 유산이 반복되거나 임신이 잘 안 될 때 수술을 하면 되겠지요.

진단은 자궁난관조영술을 해보면 거의 잡아낼 수 있습니다. 난소와 자궁은 태생학적으로 만들어지는 곳이 다르기 때문에 자궁기형은 아주 심해도 난소의 모양이나 기능에는 아무런 이상이 없는 경우가 많습니다.

자궁에 근종 같은 혹이 있는 경우 : 근종이란 자궁근육 조직으로 형성된 혹으로 나타나는 부위와 크기에 따라 나타나는 증상도 다양

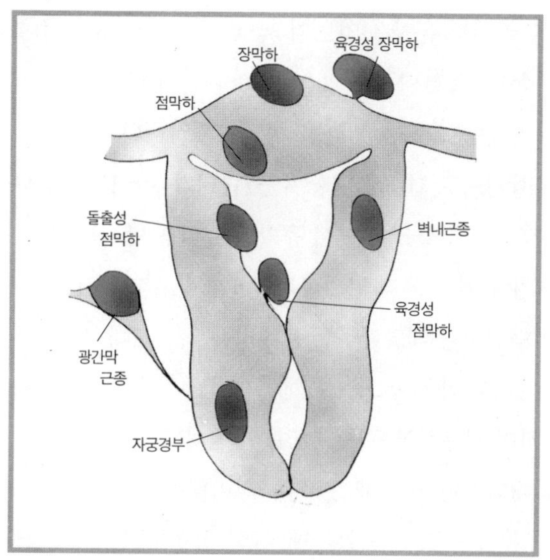

그림 3-2 자궁근종의 발생 위치

합니다. 따라서 자궁근종이 있다고 해서 무조건 불임의 원인은 될 수 없고, 근종이 있어도 전혀 이상이 없이 만삭까지 임신이 진행된 경우도 많습니다.

그러나 위치적으로 나팔관 입구를 막고 있거나, 자궁경부 입구나 자궁내막을 거의 막고 있는 경우에는 다른 특별한 불임의 원인이나 습관성 유산의 원인을 발견해 내지 못하면 근종수술을 하는 것이 옳습니다.(그림3-2)

자궁내막의 염증 후유증으로 유착이 있어 착상을 방해하는 경우 : 주로 과거에 임신중절수술을 한 여성에게서 나타납니다. 자궁내벽이 후유증으로 인해 유착을 일으켜 서로 엉켜 붙은 결과, 수정된 배아의 착상을 방해함으로써 임신이 안 되고 유산이 잘 됩니다. 결핵에 의한 자궁내막염증을 앓고 난 뒤에도 마찬가지입니다.

자궁촬영으로 쉽게 진단할 수 있습니다. 이때는 자궁내시경을 보거나 바로 소파수술을 하면서 유착된 내막을 박리해 주고, 재발을 막기 위해 자궁 안에 폴리 카테타를 4~5일 정도 끼우거나 루프를 2~3개월 끼워 두면서 푸레말린과 푸로베라를 약간 많은 용량으로 2~3개월간 사용하여 내막을 부드럽게 재생시켜 줍니다. 치료 후 다시 나팔관 촬영을 하여 치료결과를 확인해 보면 됩니다.

자궁내막염이 있을 때 : 특히 클라미디어균에 의한 염증으로 인해 임신이 안 되는 경우가 있는데 이런 경우 독시사이클린을 하루에 200mg씩 두 번으로 나누어 약 1주일~2주일간을 씁니다.

불임치료를 시작하면서 클라미디어균 확인과 관계없이 내막과 나팔관의 세균감염을 치료할 목적으로 일률적으로 독시사이클린을 처방하기도 합니다.

9

배란기 때 자궁내막의 두께가
임신율과 관계가 있을까요

자궁내막은 수정된 배아가 착상하여 자라는 곳입니다. 따라서 내막의 혈액순환이 잘 되고 영양상태가 좋아야 합니다. 특히 배란기 때 내막의 상태가 좋으면 내막의 두께가 도톰해져서 질초음파로 보면 하얗게 두꺼워진 내막이 대개 세 개의 줄 형태(triple line)로 나타납니다. 말하자면 배란기 때 내막이 이런 상태로 보이면 일단은 '자궁 안 상태가 좋은 것'으로 판단합니다.

자궁내막의 두께와 임신율은 서로 깊은 관계가 있으며, 최소한 내막의 두께가 6mm 이상이 되어야 임신율이 좋고, 그 이하이면 좋지 않습니다. 배란기 때 질초음파로 내막의 두께만을 보아도 임신이 잘 될지 어느 정도 판단이 가능한 것이지요.

배란약제인 클로미펜을 쓰면 내막에 나쁜 영향을 주어서 내막이 다소 얇아지는 경향이 있습니다.

(10)

자궁경부에 이상이 있어서 불임이 되는 경우는 언제일까요

　자궁경부란 자궁으로 들어가는 입구입니다. 수정이 되기 위해서 정자는 우선 자궁 안으로 들어가야 하는데 만약 이 입구에 이상이 있어 정자가 통과하는 데 방해가 된다면 역시 불임이 되겠지요.

　자궁경부의 이상은 크게 나누어 배란기가 되었는데도 경부에서 분비물이 잘 안나오는 경우와 균에 의한 염증, 입구가 지나치게 좁은 경우가 있습니다.

　경부에서 분비물이 잘 나오지 않는 경우 : 정상적으로 여성은 배란기가 되면 정자의 통과를 쉽게 하기 위해 거의 물로 되어 있는 분비물이 풍부하게 분비되는데 때로 분비물이 아주 빈약하게 나오는 경우입니다. 배란기가 되어도 전혀 아래가 촉촉하지 않고 오히려 건조한 것이지요. 특별한 이유가 없이 그럴 수도 있지만 과거 임신중절수술이나 자궁경부 부위에 어떤 치료를 받아 자궁경부에 손상을 받은 때문일 수도 있습니다.

　이때는 에스트로겐 호르몬제제인 푸레마린을 0.625~1.25mg을 월경주기 5일째부터 13일째까지 약 8~9일간 쓰든지 아니면 자궁 내 인공수정을 하면 됩니다.

　그런데 클로미펜을 사용하면 다소 에스트로겐 분비가 떨어지기 때문에 경부 분비물이 감소하는 경향이 있는데, 이때 푸레마린은 전혀 효과가 없다고 합니다. 이때는 배란촉진 주사를 함께 쓰거나 역시 인공수정을 해야 합니다.

자궁경부의 염증이 있을 때 : 고름같이 탁하고 누런 분비물이 많이 나오는 경우는 클라미디어균에 의한 경부의 염증가능성을 살피고 독시사이클린같은 항생제를 사용합니다.(하루 200mg을 두 번으로 나누어 1주일~ 10일간 사용한다.)

자궁경부가 지나치게 좁은 경우 : 심한 경우는 바늘귀만큼 작은 경우도 있어 정자가 순탄하게 자궁 내로 들어가는 것을 방해합니다. 이때도 배란 분비물이 빈약한 경우가 많습니다. 이런 경우는 생리직후 경부를 확장기로 한,두 번 확장시켜 줍니다.

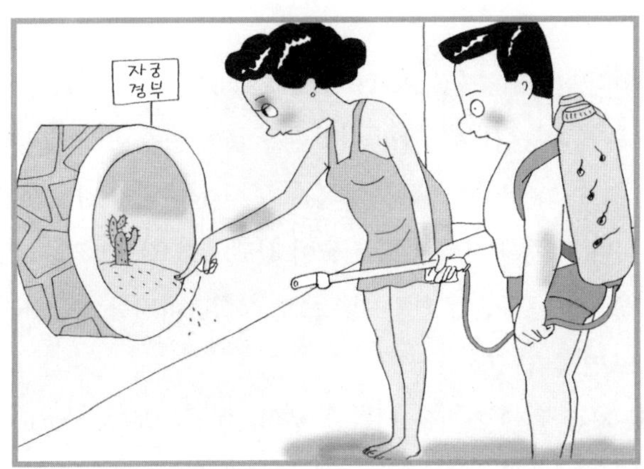

11

나팔관이 막혀 있을 때 수술하지 않고
뚫을 수 있는 방법이 있을까요

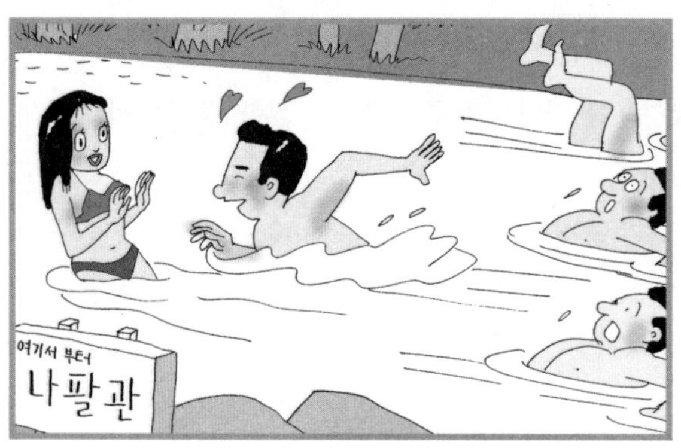

‘선택적 난관조영술(selective salpingography)’ 이라는 X-ray촬영법을 이용하면 가능합니다. 막힌 나팔관을 끝이 아주 부드럽고 탄력성이 좋은 특수 카테타를 사용하여 X-ray투시를 하면서 나팔관을 뚫는 방법입니다. 통증이 전혀 없고 시술이 간단하며 80~90%까지 막힌 나팔관이 뚫어지는 좋은 효과가 있으므로 시험관아기를 시술하기 전에 시도해 보면 좋습니다.

주로 자궁 쪽에 가까운 나팔관 부위, 즉 근위부(proximal part)가 막힌 경우는 수술을 해도 좋은 결과를 기대하기 어렵고 오히려 수술 후 유착으로 더 나쁜 결과가 나타날 수 있습니다.

나팔관 근위부는 나팔관 중에서 가장 좁은 부위로 경증의 나팔관

염증으로 인해 무정형 물질(amorphous material)로 막힐 수도 있고, 경미한 난관 유착 등으로 일시적으로 폐쇄될 수 있습니다. 그러면서도 일반적인 나팔관을 촬영할 때의 압력 정도로는 뚫리지 않는 경우가 많습니다. 이때는 폴리우레탄으로 코팅한 니켈과 티타니움제재로 된 특수한 난관카테타를 경부를 통해 막힌 나팔관 입구에 고정한 후, 이 안에 끝이 아주 매끄럽고 유동성이 있는 'J'자 모양의 카테타를 밀어 넣으면 나팔관에 손상을 주지 않으면서 막힌 부분이 스르르 뚫어지는 극적인 효과가 있습니다.

그러나 다음과 같은 경우는 별로 좋은 효과를 보지 못하므로 처음부터 아예 시행하지 않는 것이 좋습니다.

효과를 보지 못하는 경우

폐결핵 혹은 골반 결핵을 앓은 적이 있는 경우

심한 골반염으로 수술을 한 경우

난관이 막힌 부위에 자궁근종이 초음파로 잡힌 경우

자궁 난관에 심한 기형이 있는 경우

자궁난관촬영 조영제에 과민반응이 있는 경우

12

월경주기가 규칙적이면 배란이
잘 된다고 보아도 될까요

대개의 경우 배란이 잘 됩니다. 그러나 소수의 여성에게서는 배란이 되지 않으면서도 월경이 나오는 수가 있습니다. 이런 경우를 '무배란성 월경'이라고 하며, 약 5% 정도로 보고 있습니다. 심한 생리통 등 여러 가지 생리 증후군, 즉 아랫배가 뻐근하고 몸이 무겁고 두통을 호소하며 피곤감, 요통 등을 호소하는 경우에도 무배란일 경우가 있습니다.

따라서 월경이 규칙적이라고 하여 무조건 배란에 문제가 없다고 단정해서는 안 됩니다. 배란검사를 해보면 배란장애를 발견되기도 합니다. 만약 다른 부위에 전혀 문제가 없고 배란장애가 불임의 원인이라면 조금만 치료를 해도 만족스러운 효과를 얻을 수 있습니다. 가장 손쉽고 부담이 없이 쓸 수 있는 배란촉진제인 클로미펜만 써도 3개월 내에 임신을 하는 경우가 많습니다. 따라서 평소에 배란 체크를 꼼꼼하게 해보는 것이 좋겠습니다.

13

불임의 원인이 되는 '황체기 결함'이란 어떤 경우일까요

    황체기 결함(luteal phase defect)이란 쉽게 말하면 호르몬이 부족하여 임신이 잘 안 되는 경우입니다. 임신이 잘 되려면 우선 수정된 태아가 자궁내막에 잘 착상해 자랄 수 있어야 합니다. 그러자면 자궁 안(내막)의 혈액순환이 잘 되어 부드럽고 수분, 영양공급이 잘 되어야 합니다. 그런데 자궁 안을 이런 환경으로 만들어 주는 것은 바로 난소의 황체에서 분비되는 '프로게스테론'이라는 호르몬입니다.

    '황체기 결함'이 있는 경우는 이 프로게스테론호르몬의 분비가 부족해 내막이 충분히 발달하지 못한 상태입니다. 그렇다면 왜 이런 일이 일어날까요? 이것은 황체 자체에 문제가 있어서라기보다는 생리직후부터 난포의 성장에 관여하는 난포자극호르몬(FSH)의 결핍에서 시작된다는 견해가 많습니다. 낮은 난포자극호르몬의 분비는 에스트로겐의 분비를 낮추고, 그 결과 프로게스테론을 만드는 황체화호르몬의 분비 역시 잘 안 되는 악순환이 계속되는 것이지요. 때로 고프로락틴 혈증일 때 이런 증상을 보이기도 합니다.

    황체기 결함을 진단하는 방법으로는 자궁내막을 가는 플라스틱 큐렛으로 살짝 빼서 검사합니다. 통증은 없으며 그 결과, 내막의 조직학적 날짜가 월경주기에 비해 2일 이상 늦게 나올 때 황체기 결함으로 진단하며 최소한 두 주기 이상에서 나와야 불임의 원인이 되는 것으로 봅니다. 특히 습관성 유산 환자는 약 5%에서 이런 가능성이 있습니다.

또는 월경 예정일에서 1주일 전에 프로게스테론을 측정해 10~12ng/ml이하이면 황체기 결함으로 봅니다. 가능하면 호르몬 변동이 경미한 오전 8~10시 사이에 측정하면 좋습니다. 기초체온표에서 황체기가 11일 미만으로 짧을 때도 황체기 결함이 의심됩니다.

14

무월경은 왜 일어나며, 어떤 주의가 필요할까요

무월경이란 월경이 3주기 이상 혹은 주기에 관계없이 6개월 이상 없는 상태를 말합니다. 일단 월경이 없으면 배란이 잘 안 되는 것을 의미하고, 임신이 어려워집니다. 따라서 무월경인 여성들은 원인을 알아내서 치료를 서둘러야 합니다.

무월경을 크게 나누어 태어나서 16세가 될 때까지 한 번도 월경을 해본 적이 없는 '원발성 무월경'과 월경을 잘 하던 여성이 갑자기 기는 긴 '속발성 무월경'으로 봅니다.

원발성 무월경(primary amenorrhea)은 대개 선천적으로 염색체 이상이 있는 경우나 불감성 난소증후군(insensitive ovarian syndrome)같이 난소 자체에 문제가 있는 경우가 많습니다. 이때는 우선 환자의 전반적인 건강 상태와 유방·치모의 발육 같은 이차성징의 정도, 호르몬 검사, 염색체 검사를 하고, 경우에 따라서는 골반현미경 검사로 자궁이나 난소 등이 제대로 있는지, 어떤 치료가 적절할지를 판단합니다.

만약 자궁도 없고 남성화 경향을 보이면서 호르몬 검사상 난포자극호르몬이(FSH) 수치가 높거나, 특히 30세 이하에서 조기 폐경된 경우는 반드시 염색체 검사를 해 여성인데도 불구하고 'Y염색체'가 있다면 악성종양을 일으킬 수 있는 가능성이 있으므로 반드시 성선(gonadectomy)을 제거해야 합니다.

속발성 무월경(secondary amenorrhea)인 경우는 크게 3가지가 있습니다. 첫째는 여성생식기의 호르몬 분비를 총괄적으로 조절하는 중추뇌(시상하부나 뇌하수체)에 이상이 있을 때이고 둘째, 여성 생식기 중 호르몬을 직접 분비하는 난소에 이상이 있는 경우 셋째, 월경이 직접 나오는 부위인 자궁내막에 이상이 있는 경우입니다.

이중 어디에 이상이 있는가를 알기 위해서는 호르몬 소퇴검사를 합니다. 호르몬을 투여한 후에 월경유무를 관찰함으로써 진단하는 방법입니다. 비교적 시행하기가 간단하기 때문에 가장 많이 쓰입니다. 검사로 무월경의 원인이 밝혀지면 적절한 치료를 하면서 임신이 가능한 방법을 찾아보아야 합니다.

먼저 프로게스테론을 투여해서 월경이 나오면 중추뇌의 기능이상(dysfunction)으로 인한 무월경으로 보고, 월경이 나오지 않으면 에스트로겐과 프로게스테론 호르몬을 함께 투여해 출혈 여부를 봅니다. 이 결과 월경이 없으면 자궁에 문제가 있는 것으로 판단합니다. 그러나 월경이 있으면 다시 성선자극호르몬(FSH, LH) 검사를 해서 정상보다 높게 나오면 난소가 문제가 있는 것이고, 그렇지 않다면 중추뇌의 기능마비(failure)로 봅니다.

15. 정액검사에서 '정상'이란 어느 정도를 말할까요

정상적인 성교로 임신이 가능한 정액의 기준이 있습니다. 세계보건기구(WHO)에서 제시한 기준은 양 2ml 이상, 정자수 2,000만 마리/ml 이상, 운동성 50% 이상, 형태 30% 이상이 그것입니다.

이런 조건을 검사하는 기본적인 정액검사 외에도 정밀한 검사를 요할 때는 추가로 산도(PH), 푸락토스당, 염증 여부를 알기 위한 백혈구 검사, 정자항체 검사 등을 합니다.

남성불임인 경우 어떤것을 확인해 보면 좋을까요

정액을 검사한 결과 정자수가 적어서 임신에 지장이 있거나 전혀 정자가 나오지 않는 무정자증인 경우, 정자의 형태나 운동성이 비정상인 경우는 다음의 '남성불임 체크리스트' 에 대해 자세한 상담이 필요합니다.

남성불임 체크리스트

1 과거에 성병으로 인해 요도염이나 전립선염을 앓은 적은 없었습니까?

2 과거에 다른 여성과의 성관계에서 임신을 하게 한 적은 없었습니까?

3 최근 고열을 동반한 질환을 앓은 적은 없었습니까?

4 직업환경이 고열에 노출되지는 않았습니까?

5 옷을 너무 꼭 끼게 입거나 사우나를 자주 하거나 장거리 운전을 많이 해 고열에 노출되지는 않았습니까?

6 고혈압이나 위궤양치료제, 항생제 등을 장기간 복용하지는 않았습니까?

7 정신적으로, 육체적으로 스트레스를 많이 받지는 않았습니까?

8 잠복고환은 아닙니까?

9 정맥류가 있는지 검사는 받아 보셨습니까?

10 유전학적인 검사를 해본 적이 있습니까?

11 어렸을 때 이하선염을 앓은 적은 없었습니까?

12 결핵에 걸린 적은 없었습니까?

13 술, 담배를 많이 하지는 않습니까?

17

요즘 환경호르몬 등의 영향으로 남성의
평균 정자수가 줄어드는 것은 곧 남성불임 환자가
증가한다는 말일까요

남성의 정자수가 과거에 비해 줄어든 것은 사실입니다. 1951년도에는 정상 생식력에 문제가 없는 남성의 5%만이 정자수가 2,000만 마리/ml 이하였는데, 지금은 생식력이 정상인 남성의 20~25%나 2,000만마리/ml 이하로 나온다는 보고가 있습니다. 또 덴마크의 한 보고에 의하면 1940년도에는 남성의 평균 정자수가 1억 1,300만마리/ml, 1990년도에는 6,600만마리/ml 정도밖에 안 된다고 합니다.

이처럼 통계적인 수치로 보면 확실히 남성의 정자수는 많이 감소했습니다. 그러나 과거와 현재의 남성의 불임 빈도는 큰 차이가 없습니다. 즉 전체적인 불임 빈도가 10~15%로 변함이 없습니다.

요즘 남성 정자수의 감소 원인에 대해서는 아직 확실히 밝혀진 것은 없지만 내분비 교란물질로 알려진 환경호르몬도 한 원인인 것으로 알려져 있습니다. 한 예로 일본 담배에서 발견된 다이옥신류 같은 환경호르몬에 오래 노출된 경우는 확실히 정자수가 감소되었다는 발표도 있었습니다

남성불임의 상당한 비중을 차지하는 정관 정맥류가 왜 불임을 초래할까요

정맥류란 정관 내의 정맥 흐름이 원활하지 못하여 정맥내에 혈액이 고이는 상태로 고환정맥이 비정상적으로 확장되고 뒤틀립니다. 정맥류가 있을 때 계속 더운 동맥혈이 들어오면 고환 주위의 온도는 자연히 상승하게 됩니다.

문제는 정자가 더운 것을 굉장히 싫어하고, 열에 약하다는 점입니다. 열에서는 정자수가 크게 감소하고 운동성도 저하됩니다. 때문에 정관에 정맥류가 있는 경우에는 불임이 되기 쉽습니다.

전체 남성불임 환자에게서 일차적 불임의 30%~35%, 이차적 불임의 75~80%가 정관 정맥류 때문일 정도로 많습니다. 따라서 정액검사 소견이 좋지 않을 때는 꼭 정맥류의 유무를 확인해야 합니다.

정맥류를 수술한 후의 임신 효과는 상당히 좋아 수술로 치료가 가능한 남성불임의 원인이 바로 정맥류입니다. 특히 정맥류는 오른쪽보다는 왼쪽에 발생할 빈도가 많습니다. 오른쪽 정관의 정맥은 직경이 훨씬 큰 하대정맥(inf vena cava)으로 흘러 들어가므로 고이는 일이 거의 없지만, 왼쪽 정관은 훨씬 크기가 작은 신장정맥으로 흘러들어가므로 정맥류가 생길 확률이 많은 것이지요.

만약 진찰시 정맥류가 있으면서 왼쪽 고환이 유난히 작고 정자 소

견이 안 좋을 때는 정맥류에 의해 고환에 병적인 변화를 일으키는 상
태이므로 수술을 서둘러야 합니다. 물론 정맥류가 있어도 전혀 정액
소견에 이상이 없고, 정상 임신능력을 갖는 경우도 많습니다. 그러나
이런 경우에도 정액소견에 변화가 올 수 있으므로 주기적인 검사가
필요합니다.

19

여성의 나이가 많으면 임신이 잘 안 되는 이유는 무엇일까요

　여성의 나이가 35세 이상이 되면 임신율이 많이 떨어집니다. 프랑
스의 한 연구에 의하면 31세 이하의 연령에서는 결혼 1년내에 74%의
임신율을, 31~35세에는 62%, 35세 이후에는 54%로 현격하게 떨어진
다고 할 정도입니다.

　임신을 결정하는 가장 중요한 두 가지 요소는 **첫째, 난자의 질(質)
이고 둘째, 착상이 이루어지는 자궁내막의 상태입니다.** 건강한 난자
가 영양이 풍부한 자궁내막에 착상될 때 비로소 임신이 성립되는 것
입니다. 그렇다면 여성의 나이가 많으면 난자의 질이 나빠져서 임신
이 안 될까요, 아니면 자궁이 나빠져서 일까요? 이것을 밝혀주는 재미

있는 보고가 있습니다.

30대의 젊은 여성과 40~50대의 늙은 여성이 동일한 난자 공여자로부터 난자를 공여받았는데 그 때의 임신율은 크게 차이가 나지 않았음을 보여주는 발표였습니다. 따라서 나이가 들어서 임신율이 많이 떨어지는 것은 자궁내막의 조건보다는 확실히 난자의 질이 떨어지기 때문으로 생각하고 있습니다.

그리고 자궁내막의 상태는 착상 상태를 좋게 하기 위해 프로게스테론호르몬을 하루에 100mg까지 증가시키면 많이 극복할 수 있기 때문에 실제로는 난자의 질이 더 문제되는 경우가 많습니다.

20

원인불명의 불임은 어떤 방향으로 치료받아야 할까요

불임의 원인을 밝혀내기 위한 불임검사를 모두 했는데도 특별한 이상을 찾지 못했거나 불임원인으로 생각되는 원인을 치료했음에도 최소한 1년이 지나도록 임신이 안 되는 경우입니다. 이러한 경우는 불임 환자의 약 10% 정도를 차지합니다.

이때 '모든 불임검사'는 나팔관 검사나 배란검사를 위한 기초체온표 검사, 호르몬 검사는 물론이고 남편의 정액검사, 성교 후 검사,

자궁내막 검사, 복강경검사까지 모두 했을 때를 말합니다.

원인불명으로 뚜렷한 원인을 찾지 못할 때는 했던 검사를 다시 한 번 검토해 '혹시 미흡하거나 애매한 점이 없었나' 살펴보아야 합니다. 그리고 재검사가 필요하거나 보다 정밀한 검사가 필요한 부분은 다시 시행하는 것이 바람직합니다.

예를 들면 남성의 정액검사 결과는 검사하는 사람에 따라서 상당히 차이가 많이 날 수 있으므로 최소한 2~3번, 2~3주 혹은 2~3달 간격을 두고 해보아야 합니다. 단순히 정자의 수, 운동성 여부가 정자의 수정능력을 나타내는 것은 아니므로 정자의 수정능력 검사도 따로 해야겠지요. 또 불임검사 결과의 해석이 애매한 것이 많으므로 황체기 결함 여부를 판정하는 호르몬 검사의 기준이 정확했는지, 난포기 호르몬이 너무 높고 그 주기가 혹시 너무 빠르지는 않았는지, 배란시기에 난포가 파열되지 않고 그대로 남아있는 LUF는 없었는지를 다시 살펴야 합니다. 그래도 특별한 이상을 발견하지 못하면 적극적인 과배란 유도와 함께 보조생식술인 인공수정이나 시험관아기시술을 시행할 수 있습니다. 확실한 이상이 없는데도 3년 이상이 지나도록 임신이 안 되면 일단 임신의 예후가 굉장히 나쁩니다. 즉 치료하지 않고 그대로 두면 자연히 임신될 확률은 아주 희박하다는 것입니다. 특히 여성이 35세 이상일 때는 더욱 그렇습니다.

원인불명의 불임인 경우 과배란 유도를 6회 정도 계속적으로 시행하고, 시험관아기시술을 3회 정도 계속했을 때 전체적으로 보면 약 40% 정도는 임신이 가능합니다.

21

여성은 실제로 언제부터 수태율이 떨어지는 노화기로 보아야 할까요

　여러 가지 보고에 의하면 여성은 25세 때가 임신이 가장 잘 되는 연령입니다. 이 때를 정점으로 해서 벌서 수태능력은 서서히 감소하기 시작하다가 35세가 되면 아주 급경사를 이루면서 감소되기 시작, 40대에는 아주 낮아지면서 50세가 되면 거의 임신이 불가능합니다. 나이가 벌서 40세가 되어 버리면 약 3분의 1 정도는 벌써 임신이 전혀 가능하지 않은 것이지요.

　여성의 나이에 따른 수태능력의 감소를 잘 보여주는 한 보고가 있습니다. 남편이 무정자증이기 때문에 정자 공여를 약 1년간 했을 때 임신을 한 여성들을 보면 나이가 30세 이하일 때는 74%, 30~35세일 때는 62%, 35세 이후에는 54%로 감소됨을 보여 주는 것이 그것입니다.

　요즘은 여성의 사회적 활동이 아주 활발한 시대이지만 25세에 벌써 수태능력의 노화가 시작된다는 사실을 알고, 일 때문에 아기를 너무 늦게 가져서는 안됩니다. 결혼을 해서 아기를 낳고 양육하며 사는 행복이 자신의 인생설계에 포함되어 있다면 결혼의 적령기, 임신의 적령기를 놓치면 안 되겠지요.

22

실제로 불임환자들을 치료하다 보면 때로 그런 일들이 많이 있습니다. 인공수정이나 시험관아기시술을 몇 번씩 했음에도 불구하고 임신이 안 되다가 지친 나머지 모든 것을 포기하고 가만히 있을 때 임신이 되는 것입니다. 실제로 이런 경우는 치료를 그만둔 환자의 40% 정도에서 볼 수 있습니다.

더욱이 결혼 후 1년 이내에 임신이 안 된 부부 중 약 50%, 즉 절반 정도는 전혀 아무런 치료를 하지 않았음에도 불구하고 다음 해에 자연히 임신이 된다고 합니다. 그러니까 결혼한 부부 중 만 2년이 지나면 100명 중 약 75명 정도는 불임치료의 여부와는 관계가 없이 자연히 임신이 되는 셈이지요.

흔히 주위에서 특히 나이 드신 분들이 이렇게 말씀하시는 경우가 많습니다. "가만히 있어도 아기가 생길 텐데 왜 그리 야단인가?" 그렇다면 정말 결혼 후 아기가 생기지 않더라도 그대로 기다리면서 가만히 있으면 될까요?

그러나 그렇게 여유있게 생각해서는 안 될 세 가지 이유가 있습니다. **첫째, 가만히 있어도 임신이 되는 경우는 기본적으로 부부에게 이상이 없는 경우에만 해당됩니다.** 자궁 안에 유착이 있다거나 나팔관이 막혔다거나 혹은 자궁이 기형이거나 하는 경우처럼 생식기 안에 근본적으로 문제가 있을 때는 아무리 기다려도 임신이 될 수 없습니다.

따라서 1년 정도 지나도 임신이 안 되면 기본적인 진찰을 해보는 것이 좋습니다. 어디에 이상이 있는지도 모르고 무작정 기다린다는 것은 너무 무관심하다고 밖에 볼 수 없습니다.

만약 이런 부부들이 서두른다면 치료가 빨리 시작되어 좋은 결과를 그만큼 빨리 얻을 수 있습니다. 기다리는 데 시간을 너무 소비해버린 나머지 병원을 찾았을 때는 이미 나이가 너무 들어버려 임신율 자체가 떨어져 버리고 또 병변이 너무 오래돼 치료하기에 너무 늦을 수 있기 때문입니다. 따라서 치료여부는 나중에 결정하더라도 진단만은 일찍 받아보는 것이 좋겠습니다.

둘째, 실제로 가만히 앉아서 기다리는 경우보다는 적극적인 자세로 치료를 받았을 때가 임신율이 훨씬 더 높습니다. 물론 무작정 기다리다 보면 자연히 임신되는 경우가 있지만 치료를 받았을 때는 훨씬 더 빨리 임신할 수 있습니다. 문제는 결혼 후 2년이 지나도 임신이 되지 않는 25%의 부부에 속하지 않도록 적극적인 조기진단과 치료가 필요합니다. 3년이 지나도 임신이 안 되는 경우는 거의 희망이 없는 경우가 되어 버립니다.

셋째, 병원에서 검사와 치료를 했는데도 당장 임신이 안 되고, 나중에 자연히 임신이 되었다면 과거의 검사와 치료효과 덕분인 경우가 많습니다. 예를 들면 배란 치료목적으로 호르몬치료나 다낭성 난소 같은 경우 전기, 레이저로 지지고 난 후에는 반드시 그 주기가 아니더라도 후에 자연 배란이 순조로워지면서 임신되기도 합니다. 또한 자궁나팔관촬영을 하고 난 뒤 나팔관이 깨끗이 청소되어 자연히 임신되는 경우도 많습니다. 때문에 병원에 다니면서 적절한 불임치료를 받는 것이 임신에 큰 도움이 됩니다.

23

불임의 원인 중에 감정적이고 정서적인 면도 있을까요

정서적으로 불안, 우울하고 걱정이 많으면 그 자체만으로도 여성에게 배란장애를 가져올 수 있습니다. 더욱이 이로 인해 부부가 잠자리를 하는 횟수도 줄 수가 있겠지요. 불안감은 혈중의 '카테콜아민'을 증가시켜 생식주기에 영향을 줍니다. 남성 또한 정서적 불안감이나 걱정이 정자수를 감소시키거나, 발기장애, 역사정 등을 유발하기도 합니다.

그러나 이런 원인 때문에 다소 임신율이 저하될 수는 있어도 통계적으로 분석해 볼 때 불임까지 초래하는 원인은 아니라고 봅니다. 따라서 어떤 성격 때문에 불임이 되고, 안 되고 하는 것은 없고 임신이 자꾸 안 되다 보면 그 결과 이러한 성격이 형성된다고 봐야 할 것 같습니다.

일반적으로 불임여성들이 성격이 더 섬세하고 예민한 것이 사실입니다. 임신을 원하는 데 그것이 쉽지 않을 때는 어떤 여성이라도 예민해질 수 밖에 없습니다. 여성에게는 누구나 깊은 모성이 가슴 속에 있는 법인데 온갖 노력에도 불구하고 임신이 이루어지지 않는다면, 그때 느끼는 좌절감, 절망감은 상당히 큽니다. 때문에 불임여성들은 더욱 조그만 일에도 마음을 쓰고 우울해하기도 합니다. 이것은 마음속에 있는 아픔 때문에 어쩔 수 없는 것이지요.

때문에 불임환자를 대하는 진료팀은 항상 이 점을 염두에 두고 환자에게 자신감을 심어주고 더 많은 마음의 배려를 해야 합니다. 주변 사람들도 마찬가지입니다. 아기만이 인생의 전부가 아닐 수도 있고, 정말 임신이 안 되는 경우 입양이나 아니면 몰두할 일을 찾음으로써 아픔을 극복할 수 있습니다.

24

스트레스성 불임이란 어떤 경우를 말할까요

기본적인 여러 가지 불임검사, 즉 자궁나팔관촬영이나 호르몬 검사, 배란검사, 자궁내막 검사 등을 모두 했는데도 아무런 이상이 없고 심한 스트레스를 받아 임신이 안 되는 경우가 많습니다.

스트레스가 불임의 원인이 될 수 있다는 뚜렷한 의학적인 증거는 아직 밝혀지지 않았으나 심한 스트레스로 인해 성관계의 횟수가 줄게 되고, 식욕부진 등을 함께 동반할 때는 충분히 불임원인이 될 수 있습니다.

스트레스성 불임을 막기 위한 자세

첫째, 매사를 쉽고 간단히 생각하자.(불임문제를 포함해서)

둘째, 자신에게 주어진 일에 자신감과 즐거움을 갖자.

셋째, 적당한 운동으로 에너지를 증가시키고 사물을 낙관적으로 보자.

넷째, 명상요법으로 몸을 천천히 이완시키면서 기분좋은 것, 감사한 것을 생각하자.

다섯째, 취미생활, 주위사람들과의 대화로 스트레스를 많이 풀어주자.

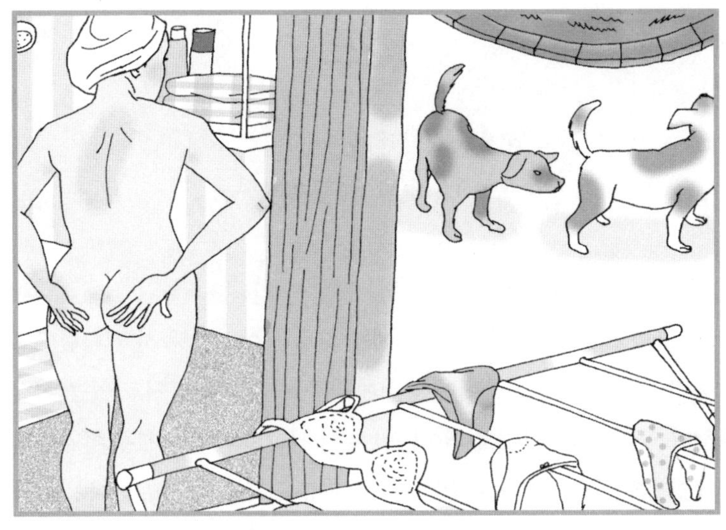

　스트레스를 받으면 체내에서 '코티솔'이라는 호르몬이 증가하게 되고, 이 호르몬이 증가하면 뇌에서 성선자극호르몬 분비가 적어져 배란불순, 무배란이 되어 불임으로 연결됩니다.

　아기가 생기지 않는 것에 대해 걱정을 많이 하는 부부, 또는 임신 해야겠다는 정신적인 압박감을 많이 갖을수록 오히려 임신이 잘 안 되는 경우가 많습니다. 그래서 '불임걱정을 하지 않는 곳에서는 불임 이 없다'고까지 이야기합니다.

　물론 현대인들은 모두 스트레스 속에서 살아가고 있습니다. 그러 나 스트레스가 지나치면 사람을 병들게 하지만 적당한 정도의 스트 레스는 오히려 삶을 탄력있게 유지해 주고 생산적일 수도 있습니다. 따라서 건강하게 스트레스를 이겨내는 자세가 중요한 것이지요.

25

임신공포증이 불임의 원인이
될 수도 있을까요

아주 드물게 불임여성들 중에는 말로는 아기를 몹시 기다린다고 하면서도 마음 깊은 곳에는 임신에 대한 두려움을 가지고 있는 여성들이 있습니다. '아기가 태어나면 혹시 남편의 사랑을 모두 아기에게 빼앗기지 않을까' 하는 걱정, '임신, 출산을 하게 됨으로써 여성의 아름다움을 상실하지 않을까' 하는 염려, 분만과정에 대한 두려움 등이 그것입니다.

따라서 임신에 대한 거부반응이 생기면서 배란장애 등을 동반할 수 있으므로 충분히 불임의 원인이 될 수도 있습니다. 이런 경우 임신은 한 여성을 더욱 완전하게 하는 축복이라는 것을, 분만은 아주 자연스러운 생명현상으로 두려움을 가질 필요가 없다는 것을 이해시켜 주고 임신과 출산 수유기를 통해 여성은 또 다른 아름다움을 가질 수 있음을 인식시켜 주는 것이 필요합니다.

불임여성의 마음 속에 육아에 다른 어려움, '혹시 일을 하는 데 방해가 되지 않을까' 하는 이기적인 생각이 감추어져 있는데도 불구하고 불임이라는 현상만을 보고 치료하는 것은 미흡합니다. 임신공포증으로까지 발전한 마음속의 생각들을 함께 치료해야 하는 것이지요. 그래서 충분한 면담과 대화의 시간이 필요합니다. 단순히 임신만

을 위해 약을 쓰고 검사를 하는 것보다 때로 인간적인 대화 한 마디가
더 좋은 치료약이 될 수도 있습니다.

26

여성의 임신능력을 미리 알아보는데
도움이 되는 검사는 무엇일까요

월경을 시작하고 3일째 되는 날 난포자극호르몬(FSH)을 검사하는
방법이 있습니다. 흔히 나이가 많은 여성이 아기를 갖고자 할때 검사
합니다. 검사결과가 15mIU/ml이상 (물론 검사하는 방법에 따라 차이
가 있습니다.) 이면 벌써 난소 안에 앞으로 쓸 수 있는 난자의 수가 별
로 많지 않음을 말해주고, 수태능력이 감소되었다는 의미입니다.

물론 이 호르몬이 이보다 더 높게 나온다면 난소가 더욱 고갈된
것입니다. 30대 후반에 들어서면 월경은 규칙적으로 한다 해도 벌써
난포자극호르몬의 농도는 약간 증가합니다. 따라서 월경주기가 규칙
적이라고 해서 임신능력이 언제나 좋다는 것은 아닙니다. 조금 더 정
확한 검사를 원할 때는 클로미펜 약을 먹으면서 하는 클로미펜 부하
검사(ciomiphene challange test)를 합니다.

27

여성이 호르몬이 부족해서 임신이 안 될 때는 어떤 경우일까요

임신성립을 결정하는 가장 중요한 인자는 수정란의 상태와 자궁내막의 상태입니다. 이 두 가지 조건이 모두 좋아야 비로소 임신이 성립되는 것입니다. 아무리 수정란이 건강해도 자궁내막이 나쁘면 임신이 잘 될 수가 없습니다. 즉 자궁내막이 아기가 잘 자랄 수 있도록 혈액공급이 잘 되어 부드럽고 영양상태가 좋아야 하는데, 이런 역할을 해주는 것은 난소의 황체에서 분비되는 프로게스테론호르몬입니다.

따라서 '호르몬이 부족하다'는 말은 이 프로게스테론호르몬이 부족하다는 말입니다.

진단하는 방법은 프로게스테론의 농도를 직접 검사해 보면 알 수 있고, 또는 자궁내막의 변화를 조직검사해 보거나 혹은 기초체온표로 보아 온도가 상승한 날이 11일 미만으로 너무 짧을 때 프로게스테론이 부족한 것으로 봅니다. 의학용어로 '황체기 결함(luteal phase defect)'이 바로 이 경우입니다.

프로게스테론을 배란 직후부터 계속 투여하거나 그 주기에 처음부터 배란촉진제를 쓰는 방법으로 치료합니다. 그러나 프로게스테론 치료법은 반드시 그 주기에 임신이 된다는 보장이 없는데도 호르몬을 계속 쓴다는 부담이 있습니다. 또 한 가지는 프로게스테론을 쓰면 생리가 지연될 수 있기 때문에 환자는 또 임신일 거라는 기대감이 상대적으로 커져 임신이 만약 안 되었을 경우, 월경과 함께 실망감, 우울증이 심해질 수 있습니다.

때문에 비교적 쓰는데 손쉽고 부작용이 적으면서 꽤 좋은 효과를 얻을 수 있는 클로미펜을 많이 사용합니다.

28

나팔관에 문제가 있을 때는 어떻게 치료해야 할까요

임신이 이루어지는 데 있어 나팔관은 두 가지 큰 역할을 합니다. 한 가지는 난소에서 배란 때 터져 나오는 난자를 난관채로 잡아채서 나팔관 안으로 끌어들이는 역할이고, 둘째는 나팔관의 내부의 여러 가지 환경은 수정을 하는데 아주 좋은 요소를 갖추고 있어 수정 후에도 약 3일 정도를 더 나팔관에 머무르게 함으로써 수정란이 성숙되게 합니다. 물론 이 3일 동안의 시간이 있음으로 해서 자궁내막이 수정란을 받아들일 준비를 할 수가 있습니다.

이런 중요한 역할을 하는 나팔관이 여러 가지 이유에 의해 손상을 입고 막히는 경우가 있습니다. 임질이나 클라미디어균에 의한 성병으로 인한 골반염, 급성맹장염 파열로 인한 복막염, 임신중절수술 후 염증 등이 그것입니다.

나팔관에 병변이 있을 때 병변의 정도와 위치에 따라 수술방법이 달라집니다. 나팔관은 아주 섬세한 조직이므로 나팔관 성형수술은 가능하면 현미경을 이용한 미세수술로 하면 훨씬 정교하고 손상이 적어 좋은 효과를 볼 수 있습니다.

나팔관수술은 단순히 막힌 부분을 뚫어주는 것이 아닙니다. 나팔관을 포함한 주위조직의 손상을 최대한 줄이고 조심스럽게 다루고 정교한 지혈처치 등으로 수술 후 유착을 최대한 방지해야 합니다. 또 수술 도중 조직이 마르지 않도록 충분한 수분공급을 해주고, 연결하는 조직끼리 최대한 평형성을 유지해야 제 기능을 다하게 됩니다. 수술후에도 골반강 내에 '덱스트란' 같은 수액을 부어주어야 유착이 방지됩니다.

나팔관 유착 박리술 : 나팔관이 막혀 있는 대부분의 경우 주위조직과의 유착이 함께 있습니다. 이때는 난관 주위의 조직인 장막이나 난소, 자궁, 골반벽에 유착되어 있는 것을 미세 수술가위나 핀셋에 양극 전기응고술을 하여 보다 정교하게, 출혈이 거의 없는 상태에서 수술을 합니다. 유착된 조직 사이를 박리해 주고 유착조직을 깔끔하게 제거하여 가능하면 자연 상태의 골반구조에 가깝게 만들어야 합니다.

특히 이때 골반의 구석구석을 꼼꼼하게 살펴야 하는데 확대안경인 '루페(loupe)'를 사용하거나 처음부터 미세수술을 하기 위해 현미경으로 확대된 수술 시야를 확보해 두면 수술이 훨씬 정교해집니다. 또한 자궁과 직장 사이의 공간인 cul-de-sac도 자세히 살펴야 합니다. 왜냐하면 이 공간은 배란된 난자가 반대편 난관으로 운반되는 과정에서 아주 중요한 역할을 하기 때문에 혹시 자궁내막증 같은 염증으로 막혀 있다면 뚫어주어야 하기 때문입니다.

난관채 성형수술 : 난관채 끝이 막혀 있거나 서로 엉켜붙어 있을 때 섬세하게 떼어주는 수술법입니다. 비교적 난관채 끝이 정상적으로 많이 보전되어 있는 경우가 많아 수술결과가 좋습니다.

나팔관 개구부 형성술 : 나팔관 끝이 풍선처럼 부풀어 있는 난관수종인 경우 십자로 절개, 새로운 개구를 만들어주는 수술입니다. 그러나 난관수종의 직경이나 길이가 4cm를 초과하는 큰 경우에는 이미 난관 내벽의 점막이 많이 손상되었을 경우가 많습니다. 이미 난관벽이 많이 얇아진 경우, 난관의 팽대부위가 염증으로 인해 딱딱하게 굳은 경우, 난관이 너무 짧아진 경우는 수술결과가 좋지 않습니다.

나팔관 단단 봉합술 : 난관의 막힌 부분을 제거하고 끝부분을 이어주는 수술입니다. 이 수술을 결정할 때는 나팔관의 병변이 어디까지 퍼져 있는가를 정확히 확인해야 합니다. 만약 병변부위를 제거하면 나머지 부위는 건강하다는 확신이 있으면 현미경을 이용해 봉합술을 합니다.

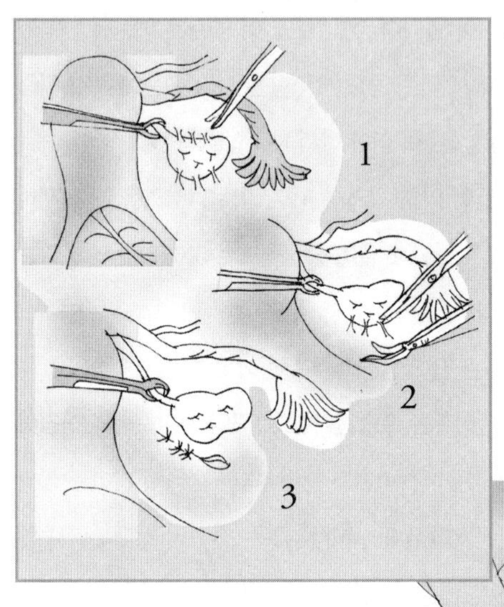

그림 3-2 난관주위의 유착박리

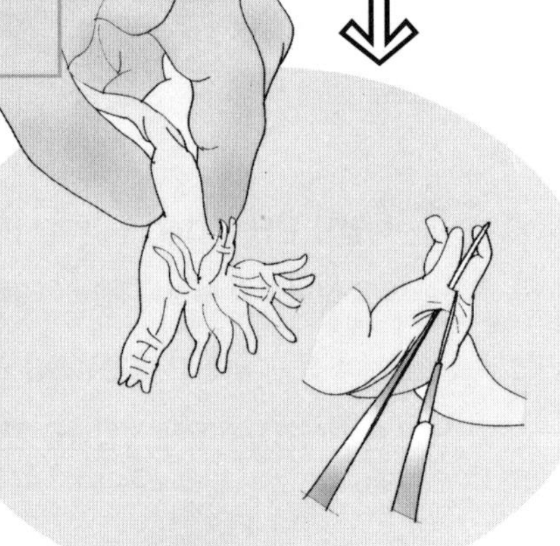

그림 3-3

난관을 술자의 손가락 사이로 잡고
응집된 부분을 소작기로 박리한다.

1) 동측자궁-난소 인대를 뱁콕, 윌리
암 클램프로 또는 봉합을 해 잡고
자궁과 부속기를 들어 올린다.

2) 복막과의 유착을 박리한다.

3) 만일 복막에 결손이 생기면
바이크릴 6-0으로 봉합한다.

경구용 배란촉진제인 클로미펜은 용량이
많을수록 부작용이 심한 것일까요

클로미펜은 먹는 약제이므로 쓰기에도 편하고 값이 싸서 경제적이면서도 효과가 좋은 약입니다. 그러나 드물게 부작용이 나타나는데 대개 자연히 없어지며, 심각할 정도의 부작용은 거의 없습니다.

부작용은 용량에 거의 관계없이 오히려 가장 적은 용량인 하루에 한 알(50mg)을 먹었을 때 가장 많이 나타납니다. 한 알을 먹었는데도 너무 예민한 부작용 증상을 보일 때는 하루에 반 알로(25mg) 줄여서 3일간만 쓰기도 합니다. 얼굴이 달아오르거나 배가 부은 느낌 ,유방의 통증, 시력장애, 구토증 등이 아주 소수에서 일시적으로 나타납니다.

30

여성의 배란장애가 문제가 될 때는
어떻게 치료할까요

클로미펜 약제(clomiphene): 배란이 불순할 때 가장 많이 사용하게 되는 배란촉진제입니다. 한 달에 5일간 경구로 복용하는데 사용이 간편하고 부작용이 거의 없으므로 배란불순이 심하지 않은 경우에는 좋은 효과가 있습니다. 특별한 보조생식술을 하지 않고 클로미펜만을 써서 임신이 되는 경우가 많습니다.

여성호르몬인 에스트로겐과 길항작용을 해 중추신경으로부터 성선자극호르몬인 난포자극호르몬, 황체화호르몬 분비를 증가시켜 주는 역할을 해 배란을 촉진시키는 것이지요.

생리시작 3~5일째부터 하루에 50~100mg씩 5일간 복용합니다. 대개는 생리시작후 5일째부터 사용하지만 배란유도를 좀 더 정확하게 하려면 생리 3일째부터 사용할 수도 있습니다. 배란이 늦게 되기를 원하면 더 늦게 사용합니다. 배란효과가 없을 때는 용량을 점점 늘이기도 하는데 하루 400mg까지 사용할 수 있습니다.

클로미펜의 부작용으로는 다태아 임신율이 배란주사 약제보다는 훨씬 낮지만 그래도 100명 중 5명 정도 나옵니다. 자궁경부 내의 점액분비가 좋지 않아 임신에 방해가 되기도 하는데 이때는 에스트로겐 제제(푸레마린)를 생리직후부터 배란기까지 투여하거나 인공수정으로 경부를 그냥 통과시켜 버립니다.

클로미펜을 먹은 뒤에는 초음파로 배란체크를 하면서 배란기가 확실해지면 하루, 혹은 이틀 간격으로 부부관계를 가지면 임신율이 높아집니다.

성선자극 호르몬 주사(HMG와 FSH) : 뇌에서 난소를 제거하는 성선자극호르몬인 난포자극호르몬과 황체화호르몬 성분이 절반씩 함유되어 있는 HMG주사, 난포자극호르몬 성분이 훨씬 많은 FSH주사가 있는데 모두 근육주사로 사용합니다. 요즘 쓰이는 난포자극호르몬만 순수하게 함유된 'pure FSH'는 불임환자의 연령이 높을 때 난소의 반응이 훨씬 좋습니다. 이런 약제들은 갱년기 여성의 소변에서 증가되어 있는 성선자극호르몬 성분을 추출해 만드는 것으로 약값이 다소 비쌉니다. 이런 호르몬 주사제는 월경주기 3~4일째부터 쓰기도 하고, 클로미펜 약제를 먼저 쓰고 나서 쓰기도 합니다.

이런 과배란 주사제는 초음파에 의한 난포관찰과 호르몬 검사 등을 해 주의깊게 관찰하면서 용량을 조절하며 써야 합니다. 지나친 과배란 유도에 의한 '난소 과자극 반응'으로 인한 부작용이 있을 수 있기 때문입니다. 이 경우에는 양측 난소가 크게 부어 오르고 복부의 통증을 호소하는데 심하면 복수가 차면서 혈압이 떨어지고 쇼크까지 우려됩니다.

또 호르몬 주사를 맞으면 다태아 임신가능성이 약 20% 정도에서 있을 수 있습니다. 때문에 주사약제를 쓰기 전에 환자에게 충분히 설명하고, 환자가 결정한 후에 써야겠지요.

HCG : 호르몬 약제를 계속 투여하다가 만약 주 난포의 크기가

16mm이상이 되면 난포자극호르몬 주사를 끊고 황체화 형성을 촉진시키면서 배란이 되도록 하는 이 주사약제를 근육주사로 사용합니다. 대개 이 주사를 맞은지 36시간 후에 배란이 되고, 시험관아기시술을 할 때는 이때 시간을 맞춰 난자채취를 합니다.

성선자극호르몬 분비호르몬(GHRH) : 약제에 따라 코에 분무하기도 하고(부서린) 피하주사로 하루 1회 투여하기도 합니다.

쓰는 방법에 따라 황체기 중반기인 생리시작 후 21일째부터 쓰기도 하고, 월경시작 후 3일째부터 성선자극호르몬과 함께 사용하는 방법이 있습니다. 첫째, 뇌하수체 기능을 억제한 상태에서 성선자극호르몬을 투여하는 방법인데, 황체기 결함이 일어나지 않도록 해 난자의 질을 높여 임신율이 좋아지지만 경제적으로 부담이 됩니다. 이 방법은 약을 투여하기 전에 반드시 혈액검사를 해 임신을 확인하든지, 그 주기에는 확실한 피임을 할 필요가 있습니다. 임신된 지 모르고 이 약제를 쓰면 태아에게 좋지 않고, 유산될 확률이 많기 때문입니다.

월경 3일째부터 호르몬 약제와 동시에 쓰는 방법은 성선자극호르몬을 급격하게 증가시켜 배란촉진을 확실하게 하기 위한 것입니다.

부로모클립틴 약제(팔로델) : 산후가 아닌데도 유방에서 젖이 나오면서 월경이 불순하거나 무월경에 빠진 경우 혈액검사를 해보면 '푸로락틴'이라는 유즙호르몬이 많이 증가되어 있습니다. 이같은 고푸로락틴 혈증일 때는 이 약제를 쓰면 좋은 효과가 있습니다. 간혹 갑상선 기능저하증에서도 푸로락틴이 증가할 수 있으므로 갑상선 검사가 필요합니다.

이 약은 메스껍고 토하기도 하고 어지러운 증상이 있을 수 있으므로 취침시에 복용합니다. 또 공복시에는 먹지 않고 식후에 먹어야 합니다. 처음 3일간은 하루에 한 알(2.5mg)정도 먹다가 환자가 힘들어 하지 않으면 하루에 두 알로 늘립니다. 대개 6주 정도 치료하면 70%의 환자에게서 배란이 됩니다. 그러므로 치료를 시작한 지 6주가 지나면 반드시 임신검사를 해 임신이 되었다면 투약을 중지해야 합니다. 혹 임신중 이 약제를 먹었더라도 기형에 대한 보고는 아직 없습니다.

피임약제 : 다낭성 난소의 경우 황체화호르몬이 난포자극호르몬에 비해 많이 증가되어 있습니다. 이렇게 호르몬의 균형이 심하게 깨져 있으면 배란약제나 주사를 써도 별로 효과가 없거나 '난소 과자극 반응'이 우려됩니다. 이때는 피임약제를 써서 일단 증가된 황체화호르몬을 떨어뜨리고, 월경주기를 약 2~3개월 정도 규칙적으로 맞추어 준 후 배란유도를 하면 훨씬 효과가 좋습니다.

수술요법 : 배란장애를 일으키는 대표적인 질환 중에 다낭성 낭종 증후군이 있습니다. 이때는 낭포들이 염주알처럼 늘어서고 난소의 표면인 피막이 두껍고 단단합니다.

배란약제를 써도 효과가 없으면 골반현미경을 이용, 배꼽에 약 1cm정도의 절개를 해 복강 내에 현미경을 넣고 전기나 레이저로 난소 표면을 골프공 처럼 구멍을 내면서 소작해줌으로써 좋은 배란효과가 있습니다. 이 치료를 받고 나면 월경이 불순하던 환자들도 정확한 주기를 갖고 생리를 하게 되는데, 1~6개월 정도까지 효과가 있으므로 이 시기에 임신을 하도록 노력해야 합니다.

31

배란이 잘 안 되는 여성에게 난소의 일부를 제거하는 것도 치료방법이 될까요

배란효과를 볼 수는 있지만 요즘은 거의 사용하지 않습니다. 난소의 일부를 제거해 주는 수술을 하면(wedge resection) 난소에서 남성호르몬(testosterone) 분비가 많이 줄고 '인히빈(inhibin)'이라는 호르몬 분비가 줄게 되어 상대적으로 난포자극호르몬이 많이 증가하게 되고, 난포가 무럭무럭 잘 자라나 배란이 잘 되는 효과를 보입니다.

그러나 수술과 마취에 대한 부담감이 따르고 수술 후 유착이 생길 수도 있으며, 더욱이 요즘은 배란약제만으로도 효과적인 배란효과를 볼 수 있기 때문에 거의 사용하지 않습니다.

대신 전기나 레이저를 이용하여 난소 표면을 골프공 처럼 군데군데 뚫어주기만 해도 똑같은 효과를 내기 때문에 구태여 난소를 잘라낼 필요가 없이 이 방법을 쓰고 있습니다. 이 방법은 개복수술을 하지 않고 골반현미경을 이용하여 간단히 할 수 있기 때문에 환자가 큰 부담을 갖지 않아도 되고, 수술 회복이 빠릅니다.

이 시술은 주로 복강경검사를 할 때(특히 다낭성 난소증을 가진 경우) 함께 많이 하고 있습니다. 따로 마취할 필요도 없고, 난소일부를 제거하는 수술에 비해 수술 후 유착이 훨씬 적을 뿐 아니라 배란효과는 상당히 좋기 때문에 배란주사제를 아무리 써도 배란이 잘 안 되는 경우에도 이 방법이 효과가 있습니다.

배란 주사제(HMG와 FSH)는 어떻게 사용할까요

대부분의 경우 배란을 시키기 위해 월경 시작 2~3일 째에 하루에 한 엠플(150unit)씩 시작하는데 에스트로겐 농도가 꾸준히 상승하거나 난포 성장이 계속되면 그대로 한 엠플씩 계속 씁니다. 그러나 그러한 반응이 보이지 않으면 하루에 두 엠플씩 주사를 늘이고, 그래도 전혀 반응이 없는 경우는 하루에 6엠플 이상을 맞기도 합니다. 반대로 다낭성 난소증 같은 경우는 반응이 너무 예민하여 '난소 과자극 반응'을 나타낼 수 있으므로 하루에 반 엠플로 시작하여 천천히 증량하기도 합니다.

배란주사제에 대한 난소의 반응은 매 주기마다 같지 않습니다. 한 주기에서 난소 반응이 아주 빈약한 경우라도 다음 주기에서는 반응이 아주 좋아질 수도 있고, 반대로 소량의 약제에도 반응이 좋던 사람이 다음 주기에서는 전혀 잘 안 듣기도 합니다. 즉 배란주사제에 대한 난소의 반응이 매달 다른 것이지요. 따라서 과거에 약제를 썼을 때의 반응을 기준으로 무작정 호르몬검사나 초음파검사도 하지 않고 약제를 함부로 써버리면 안 됩니다.

특히 과민 반응을 일으키는 용량과 배란을 일으킬 수 있는 용량은 아주 작은 차이이므로 언제나 주의깊은 관찰을 하면서 써야 '난소 과자극 반응'을 최대한 줄일 수 있습니다.(1~2%) 주사약제를 대개 10~15일 간 쓰면 난포가 15~18mm가 되는데, 이때 배란이 터지도록 HCG 주사를 맞고 주사맞는 날부터 3일간 매일 성관계를 갖도록 합니다.

33

불임치료제로 쓰이는 배란주사제, HMG나 FSH는 무엇으로 만들까요

현재 전세계적으로 시험관아기시술을 할 때나 배란이 잘 안 될 때 치료제로 가장 많이 쓰이는 배란주사제는 HMG와 FSH입니다. HMG는 주사 한 앰플당 FSH호르몬이 75IU, LH호르몬이 75IU가 들어 있는데, 제품에 따라 이보다 두 배 용량이 있는 것도 있습니다. FSH주사제는 FSH호르몬이 75IU, 1IU 이하의 LH성분이 들어 있습니다.

그런데 이 약제들은 재미있게도 갱년기 여성들의 소변으로 만들어집니다. 갱년기가 되면 여성들은 여성호르몬 분비가 더 이상 안 되면서 상대적으로 성선자극호르몬이 반사적으로 증가하기 때문입니다. 따라서 소변내에 많이 배설이 되므로 이것을 이용하는 것입니다.

매년 수십만 갱년기 여성들로부터 소변을 모아야 필요한 양만큼 공급할 수 있는 어려움이 있습니다. 소변을 모으는 것도 문제지만 또 제조하는 과정이 고도의 기술을 요하므로 값이 너무 비싸서 경제적으로 부담이 너무 많다는 것입니다. 시험관아기시술을 할 때 3분의 2 이상의 비용이 바로 이 주사제의 값입니다.

요즘은 성선자극호르몬(FSH와 LH호르몬)의 구조를 밝혀 유전공학적으로 이 호르몬약제를 만들고 있습니다.(recombinent FSH) 이렇게 함으로써 갱년기 여성들의 소변을 모으는 번거로움을 피할 수 있게 되었고, 소변에서 추출한 것보다는 훨씬 불필요한 성분이 섞이지 않은 순수한 성분으로 만들 수 있습니다. 또 이렇게 만들어진 것은 간단히 피하주사로 투여가 가능해 주사맞는 부담도 훨씬 줄어들게 되었습니다.

다만 순수한 FSH성분만 있기 때문에 에스트로겐 여성호르몬이 만들어지기 위해서는 LH호르몬도 약간은 있어야 하는 정상 여성의 생리주기와는 다소 맞지 않는 부분이 있어 앞으로 많은 임상 경험이 필요 합니다.

34. 클로미펜을 의사의 처방없이 복용해도 괜찮을까요

배란장애로 인하여 월경불순이나 무월경이 있을 때 일반적으로 가장 많이 쓰고 있는 치료 약제가 '클로미펜'이란 경구용 배란촉진제입니다. 값도 싸고 쓰는 방법이 간단하며 임신효과가 좋기 때문입니다. 그런데 이 약을 먹고 임신했다는 주위 사람들의 이야기만 듣고 때로 이 약을 의사의 처방없이 사용하는 분들이 꽤 있습니다.

그러나 약제를 사용하기 쉽다고 무조건 혼자 쓰면 안 되고, 반드시 의사의 지시에 따라 사용해야 합니다. 모든 약에는 부작용이 있을 수 있고 그 약효가 정말 있는지 여부를 체크해 보면서 써야 하기 때문입니다.

또 클로미펜이 모든 배란장애에 무조건 만병통치식으로 잘 듣는 것은 아닙니다. 월경불순이나 무월경의 원인이 아주 다양하기 때문에 클로미펜이 전혀 듣지 않는 경우가 있습니다.

배란장애 중에서도 뇌속에 있는 시상하부와 뇌하수체의 기능이 망가진 경우(hypothalamic pituitary failure)경우, 난소의 배란기능이 이미 끝난 조기 난소부전증(premarure ovarian failure)의 경우가 그 예입니다. 혈중에 푸로락틴호르몬이 과도하게 높은 경우의 배란불순도 부로모클립틴 약제를 쓰면 자연히 배란이 순조롭게 치유되므로 클로미펜을 먹어야 할 이유가 없습니다. 갑상선이나 부신(adrenal gland)기능 이상인 경우의 배란불순 역시 그 자체를 치료하면 자연히 좋아집니다. 그러므로 이런 경우에는 클로미펜 치료가 아무런 효과가 없습니다.

35.

클로미펜으로 배란유도를 해도 전혀 배란 효과가 없으면 무엇 때문일까요

첫째, 용량이 부족하지 않았나 봐야 합니다. 때로 클로미펜의 용량이 충분치 않으면 배란 후 황체화호르몬이 부족한 황체기 결함이 생길 수 있기 때문입니다. 황체기 결함이란 배란 후 난소에서 생성되는 황체화호르몬이 부족한 상태를 말하는데, 그 결과 자궁내막의 영양분이 풍족하지 못해 배아가 잘 착상하여 자랄 수 없습니다.

기초체온표를 세심하게 다시 살펴보고 만약 배란 후 고온상태가 11일 미만으로 짧다면 황체기 결함(luteal phase defect)으로 볼 수 있습니다. 만약 기초체온을 재지 않았다면 자궁내막을 소파술로 약간 채취하여 조직검사를 해서 황체기 결함여부를 알 수 있습니다. 황체기 결함이 확실하다면 이때 치료는 클로미펜의 용량을 더 올리고, 배란이 잘 되게 하는 주사약제 HCG를 함께 씁니다.

둘째, 체내에 남성호르몬이 과다하게 많기 때문일 수 있습니다.
특히 다낭성 난소증이 있을 때는 클로미펜을 써도 배란이 잘 안 됩니
다. 이때는 '덱사메사손' 같은 스테로이드를 매일 밤 0.5mg씩 쓰는
데, 클로미펜은 제일 적은 용량인 50mg(한 알)부터 쓰기 시작하여 임
신이 확인될 때까지 사용합니다. 덱사메사손은 부신피질 분비호르몬
(ACTH 호르몬)을 적게 분비하게 해 결과적으로 부신에서 남성호르
몬을 적게 분비함으로써 전반적인 남성호르몬 용량을 줄여 배란이
순조롭습니다.

**셋째, 다낭성 난소증이 있는 경우에는 이미 호르몬 불균형(LH호
르몬의 상대적인 상승)이 상당히 심하여 클로미펜의 약효가 잘 나오
지 않습니다.** 황체화호르몬이(LH) 증가된 경우는 확실히 임신도 잘
안 되고 유산이 잘 됩니다.

따라서 이 호르몬이 많이 증가된 경우라면 경구피임 약제를 최소
한 4~6개월 정도 사용하여 떨어뜨린 후 과배란 약제를 쓰면 확실히
효과가 좋습니다. 경구피임 약제 이외에도 성선자극 분비호르몬
(GNRH)을 황체기부터 쓰기 시작하여 호르몬을 억제시킨 후 배란을
시키기도 합니다. 다낭성 난소증이 심하여 전혀 약제에 반응이 없을
때는 레이저나 전기로 난소표면을 골프공 처럼 지져 준다거나 부분
절제를 해 배란을 시키도록 자극을 주기도 합니다.

**넷째, 초음파로 배란검사를 할 때 난포가 충분한 크기까지 성숙이
되는가, 이 난포가 확실하게 터져서 배란이 되는가를 관찰해야 합니
다.** 난포가 예상했던 배란일보다 훨씬 늦어지기도 하기 때문입니

다.(unruptured follicle) 완전히 성숙이 잘 안 되고 중도에서 멈출 때는 호르몬 장애가 있지 않나를 점검해야겠지요.

아무 이상을 발견하지 못했을 때는 부로모클립틴 약제를 클로미펜과 함께 쓰기도 합니다. 푸로락틴호르몬에 이상이 없고 젖분비가 없어도 이렇게 쓰면 배란이 잘 될 수 있습니다.

36. 황체기 결함으로 인해 불임인 경우는 어떻게 치료할까요

황체기 결함이 있을 경우에 치료는 다음과 같이 합니다.

첫째, 배란후 3일째부터 프로게스테론을 하루에 12.5mg씩 매일 주사하거나 질정 25mg을 하루에 2회 사용하여 임신 10주까지 사용합니다.

둘째, 클로미펜이나 다른 과배란 유도제를 사용합니다. 클로미펜은 하루에 50~100mg을 월경 시작 후 3~5일째부터 5일간 사용합니다.

클로미펜과 프로게스테론의 치료효과는 거의 같은데 프로게스테론은 생리를 지연시킴으로써 환자에게 임신에 대한 기대감과 함께 실망을 주고, 약을 장기간 써야 하는 단점이 있습니다. 때문에 그러한 단점이 없고 사용하기 편하면서도 같은 효과를 얻을 수 있는 클로미펜이 많이 쓰입니다. 그러나 클로미펜은 다태아 임신가능성이 정상보다 2배, 즉 5%나 되는 단점이 있습니다. 휴메곤(HMG)이나 메트로딘(FSH) 같은 과배란 유도제도 같은 효과가 있습니다.

셋째, 고푸로락틴혈증에 의한 경우에는 부로모클립틴(팔로델) 약제를 씁니다.

37

배란약제로 과배란을 시켜 임신을 시도하면 자궁외 임신 가능성이 높아질까요

더 많습니다. 왜냐하면 과배란으로 인해 난자가 여러 개가 배란이 되고, 동시에 황체화호르몬의 농도가 높아지므로 쉽게 말하면 자궁뿐만 아니라 자궁외의 다른 부위도 착상하기 좋은 상태로 되기 때문입니다. 따라서 과배란 유도가 자궁외 임신이 되기 쉬운 조건을 만들어 준다고 볼 수 있습니다.

따라서 과배란 후 임신진단이 나올 때는 주의깊은 관찰을 해서 어느 부위에 어떻게 착상이 되었나를 확인, 자궁외 임신인지를 봐야 합니다.

배란주사제를 쏠 때 환자는 어떤 주의사항을 알아야 할까요

배란주사제들은 난자를 여러 개 키워 임신을 잘 되게 하기 위해 맞는 주사들입니다. 그러나 때로 약제에 의한 여러 가지 문제가 일어날 수 있으므로 쓰기 전에 다음과 같은 사항을 환자에게 충분한 설명해야겠지요. 사소한 간과로 인해 의사와 환자와의 사이에 심각한 트러블이 생길 수 있기 때문입니다.

약제를 씀으로써 올 수 있는 가장 심각한 부작용 중의 하나인 '과배란 증후군'에 대한 설명을 해 주어야 합니다. 특히 다낭성 난소증을 가진 여성들에겐 미리 주의를 충분히주어 난포와 호르몬 검사를 더 자주 하면서 체크해야 할 필요성을 알려야 합니다. 과배란 증후군은 대개는 자연히 소실하면서 좋아지지만 일단 발생하면 때로 생명까지 위험할 수 있을 정도로 심각하기 때문입니다.

다태아 임신의 가능성도 설명해야 합니다. 보통 자연임신에서는 쌍태아가 생길 확률은 불과 1%, 즉 100명 중 한 명 정도에 불과하지만 배란주사를 맞으면 쌍둥이나 3태아, 4태아 같은 다태아 임신이 10~30%까지 나타납니다. 이런 점을 충분히 설명해 막상 다태아 임신이 되었을 때의 심리적인 충격을 최대한 줄여야 합니다.

배란주사제는 모두 값이 상당히 비싸기 때문에 치료를 시작하기

전에 미리 경제적인 부담에 대해 알려줘야 합니다. 또 반드시 임신이 잘 안 될 수도 있다는 것도 함께 말해야 합니다. 너무 큰 기대를 하고 시작하면 임신이 안 되었을 때 실망감과 죄절감이 그만큼 크기 때문에 임신이 안 될 경우에 대한 마음의 준비를 미리 하도록 하는 것이지요.

거의 매일 시간 맞추어 주사를 맞아야 하기 때문에 남편을 포함한 가족이나 본인에게 주사놓는 방법을 교육시켜 집에서 맞도록 하면 환자가 훨씬 편하고 지치지 않습니다. 주사는 피하주사 아니면 근육주사이므로 한, 두 번 정도만 가르쳐 주면 초보자들도 익숙하게 잘 놓습니다.

배란주사를 맞아 배란기가 가까워 오면 부부는 임신 가능기에 성관계를 해야 하는데, 이때 지나친 강박관념을 갖지 않도록 주의시킵니다. 그렇지 않아도 불임부부는 여러 가지로 스트레스가 있는데, 이로 인해 성적인 임포현상(impotence)까지 나타나는 경우가 있습니다.

불임부부에게 심리적으로 용기를 주고 격려해 자연스럽고 만족스러운 성이 이루어져야 아기도 잘 생길 수 있음을 말해 주어야 합니다. 아울러 임신 가능기인 배란주기를 최대한 무드있는 분위기를 연출하기 위해서는 서로의 배려가 필요함을 말해 줍니다.

자궁외 임신 가능성이 약간 높아질 수 있음에 대해서도 주의시켜 줍니다.

39

때로 효과가 있습니다. 왜냐하면 여성의 젖을 분비하는 푸로락틴 호르몬 분비는 매시간 마다 달라질 수 있고 특히 밤에 분비가 피크를 이루며 많이 일어납니다. 이렇게 다양하게 변하는 분비를 검사로 모두 체크하는 것은 어렵기 때문에 한, 두 번 검사를 해서 정상이라고 완전히 정상이라고 말하기는 사실 어렵습니다. 설사 푸로락틴검사가 정상이라고 하더라도 계속 배란장애가 있는 경우는 팔로델 약제(고푸로락틴증때 쓰는 약제)를 시험적으로 쓸 수 있고, 실제로 사용하여 임신된 연구도 많이 있습니다.

그러나 팔로델으로 2달간 치료하는데도 효과가 없으면 다시 클로미펜을 함께 사용해 봅니다. 팔로델은 푸로락틴의 분비를 억제시켜 성선자극 분비호르몬(GNRH호르몬)의 분비를 증가시켜 배란촉진을 돕지만 난소가 이 성선자극 분비호르몬에 반응 자체를 잘 하도록 하는 역할도 있습니다. 때문에 클로미펜 같은 약제에 전혀 효과가 없던 경우도 성공적으로 배란이 될 수 있습니다.

팔로델은 처음에는 소량부터 시작하여 천천히 양을 증가하여 써야 부작용을 훨씬 줄일 수 있습니다. 처음에는 밤에 자는 시간에

2.5mg부터 시작하다가 1주일 쯤 후에는 2.5mg을 하루에 두 번씩 늘여 사용합니다. 아주 예민한 경우는 하루에 1.25mg혹은 0.625mg만으로도 효과를 보는 수도 있으므로 용량은 환자에 따라 조절합니다.

그러나 배란이 잘 되고 다른 특별한 원인이 없이 임신이 잘 안 되는 원인불명의 불임에서는 무조건 팔로델을 쓰는 것은 의미가 없습니다.

40

뚱뚱한 여성은 더 많은 용량의 배란주사(HMG)를 맞아야 할까요

뚱뚱하여 몸무게가 많이 나가는 여성은 배란약제에 대해 반응도가 훨씬 떨어지기 때문에 확실히 많은 양의 주사를 필요로 합니다. 특히 다낭성 난소증후군은 뚱뚱한 여성에게 더 많은데 날씬한 여성보다도 훨씬 많은 양의 주사를 맞아야 배란이 되고, 자연 유산율도 더 높습니다.

41

뚱뚱한 여성은 더 많은 양의 클로미펜 약제를 써야 할까요

그렇지 않습니다. 뚱뚱해 몸무게가 많이 나가는 여성이라고 해서 몸무게가 작은 여성보다 클로미펜을 더 많이 써야 배란이 잘 되는 것은 아닙니다. 이 약제는 여성의 지방조직에 축적됨으로써 소실되는 일이 없으므로 몸무게 때문에 약을 늘일 필요는 없는 것이지요. 실제로 날씬한 여성에게서 배란을 일으키는 최소 용량으로도 뚱뚱한 여성에게서 배란이 잘 일어납니다.

그러나 이미 배란불순이나 배란장애가 심한 뚱뚱한 여성은 보통 용량보다 훨씬 많은 양을 써야 배란이 일어납니다. 다낭성 난소증으로 인한 경우는 호르몬의 불균형이 심해 뇌중추와 난소간의 소통이 순조롭지 못하므로 상당한 용량으로 높여야 하는 것이지요. 따라서 약의 용량과 효과는 몸무게 자체와는 상관이 없고, 현재의 배란장애 상태와 호르몬 불균형 정도가 문제가 됩니다.

클로미펜은 꼭 월경시작 5일째부터 먹어야 할까요 임의로 날짜를 바꿀 수는 없을까요

월경시작 후 2일째부터 9일째까지 사이에서 임의로 얼마든지 바꿀 수 있습니다. 통상 5일째부터 많이 쓰는 이유는 더 빨리 시작하면 여러 개의 난포가 자라게 되어 그 결과 다태아 임신율이 증가될 수가 있고, 너무 늦게 즉 9일 이후에 먹기 시작하면 클로미펜의 약효가 전혀 없기 때문입니다. 그래서 통상 월경시작 후 5일째부터 5일간을 먹게 합니다.

클로미펜을 먹었을 때 배란은 언제나 마지막 복용한 날로부터 5일~10일 사이에서 일어나게 됩니다. 이것을 이해하고 배란기를 개인적인 사정에 맞추어 다소 조절할 수도 있습니다.

재미있는 예를 한 가지 든다면 정통 유태교에서는 종교적인 관습상 월경이 시작할 때부터 월경혈이 깨끗이 멈추고 나서부터 정확히 1주일까지는 절대적인 금욕을 해야 한다고 합니다. 이런 경우 월경이 오랫동안 끌면서 끝나는 여성인 경우에 배란기를 언제나 놓쳐 일생동안 임신할 수가 없지요. 때문에 정상적으로 월경을 하는 여성들도 순전히 배란날짜를 조정할 목적으로 클로미펜을 먹습니다. 이때는 클로미펜을 월경시작 후 7~8일째부터 시작해 배란이 늦게 일어나도록 조정합니다. 이와같이 클로미펜은 무배란 여성에게 배란유도를 시킬 뿐만 아니라 배란을 정상적으로 하고 있는 여성에게는 배란 시기를 조절해 주는 역할도 합니다.

43

클로미펜은 어떤 기전을 통해서 배란을 촉진시킬까요

클로미펜은 여성호르몬인 에스트로겐과 아주 구조가 비슷합니다. 그런데 에스트로겐이 호르몬 작용을 하려면 특정한 수용체(receptor)와 짝궁을 이루어야 하는데, 비슷하게 생긴 클로미펜이 대신 그 수용체와 결합해 에스트로겐이 결합해야 할 자리를 많이 빼앗아 버립니다.

우리 뇌는 수용체와 짝을 이룬 에스트로겐만을 그 존재로 인식합니다. 아무리 에스트로겐이 많이 있어도 수용체에 결합하지 못하고 혼자 돌아다니는 에스트로겐은 인식하지 못하는 것입니다. 때문에 뇌는 체내에 에스트로겐이 많이 줄어들었다고 판단, 에스트로겐 분비를 많이 해야겠다는 결정을 하게 됩니다. 그 결과 시상하부 뇌로부터 GNRH란 호르몬이 증가해 뇌하수체에서 성선호르몬 분비를 증가시킵니다.

시상하부에서 나오는 이 GNRH란 호르몬의 분비량 증가를 보면 재미있습니다. 정상적으로 생리를 잘 하고 있는 여성이 클로미펜을 먹으면 GNRH호르몬 분비가 그 주기(frequency)를 증가시킴으로써 뇌하수체를 자극하고, 배란이 잘 안 되는 여성에게는 분비의 진폭 (amplitude)을 증가시킴으로써 뇌하수체를 자극합니다. 결과적으로 뇌하수체에서는 어느 쪽이든 더 많은 자극을 받게 되며, 성선자극호르몬인(FSH, LH)를 증가시키면서 난소의 난포가 무럭무럭 자라게 하고, 결국 배란을 시키는 것입니다. 클로미펜의 이러한 배란유도 작용을 이용하여 불임환자의 치료약제로 쓰는 것이지요.

44.

클로미펜은 어느 정도의 용량으로, 어떻게 복용하는 것이 효과가 좋을까요

클로미펜은 한 알이 50mg입니다. 월경이 시작한 날로부터 대개 5일째부터 하루에 한 알씩 5일간을 먹습니다. 처음 약을 쓸 때 하루에 한 알씩 먹는 경우도 있고, 두 알씩 먹는 경우도 있습니다. 임신율은 똑같고 때로 약으로 인한 부작용이 한 알씩 먹는 경우보다는 두 알씩 먹었을 때가 더 심하게 나올 수 있으므로 우선 한 알부터 시작하는 것이 바람직합니다. 그러나 한 알씩 먹어서 배란효과가 없다면 다음 달에는 한 알씩 양을 더 늘리면서 하루에 4~5알까지 먹기도 합니다.

45

자칫 불임이 되기 쉬우므로 미리 상담과 치료를 요하는 경우는 언제일까요

이전 분만시 심한 출혈로 거의 쇼크 직전까지 갔는데, 그후로 무월경이 된 경우 : 분만시 자궁수축이 안 되거나 태반상태가 좋지 않아 출혈을 심하게 하는 수가 있습니다. 분만 후 정상 생리는 대개 수유를 하고, 안 하고에 따라 차이가 있지만 빠르면 3개월, 늦어도 7~8개월이 되면 월경이 나옵니다.

그런데 1년이 지나고 2년이 지나도 월경이 없을 때는 무작정 기다리기만 하면 안 됩니다. 출혈이 심한 경우 뇌 속의 뇌하수체에 혈액공급이 안 되어 세포가 죽어 버린 결과, 성선자극호르몬의 분비가 급격히 감소하는 기능마비가 일어났을 가능성이 많기 때문입니다. 그렇게 되면 배란이 안 되고 무월경에 빠져 버립니다. 특히 겨드랑이나 치골 부위의 털까지 빠지는 증상이 보일 때는 거의 이러한 원인에 의한 경우가 확실합니다.

정신과 약제 중 항우울증 치료약제를 복용하고 있는 경우 : 암페타민, 리절핀 ,아미노 티렘 등과 같은 약제는 유즙분비호르몬을 억제하는 도파민을 감소시킴으로써 유즙분비호르몬인 푸로락틴을 증가시킵니다. 그 결과 푸로락틴이 증가하게 되는데, 반대로 성선자극호르몬의 분비는 감소합니다. 정신과 약제를 복용하고 있는 경우 무월경이나 배란불순현상이 많은 것은 이 때문입니다. 이런 경우는 정신과 전문의와 함께 상의해야 합니다.

위장장애 치료 약제를 복용하고 있는 경우 : 시메티딘 같이 위궤양 치료제를 오랫동안 복용하는 경우 때로 젖이 나온다는 호소를 하는 경우가 있습니다. 역시 약제로 인해 우리 몸 안에서 유즙분비호르몬 증가가 나타난 경우인데, 역시 무배란을 동반한 무월경이 나타날 수 있습니다. 이 경우는 약제를 중단하면 대개는 정상으로 호전됩니다.

너무 비만인 경우 : 몸무게가 지나치게 많은 경우 역시 배란이 잘 안 됩니다. 이때는 배란이 잘 안 되는 대표적인 증상인 다낭성 난소증이 함께 나타나는 경우가 많습니다.

임신을 원하고 규칙적인 생리를 원하는 경우는 적당한 운동과 섭취하는 음식을 줄임으로써 몸을 우선 가볍게 하는 것만으로 많은 도움이 됩니다.

너무 허약하여 저체중이고 빈혈이 있는 경우 : 전신건강 상태가 좋지 않을 때도 역시 배란 장애, 월경불순이 있습니다. 저체중일 때는 영양부족으로 인해 뇌속의 시상하부나 뇌하수체의 기능마비를 일으킵니다. 이로 인해 성선자극호르몬의 분비가 떨어져 무배란이 되는 경우가 많습니다.

심한 다이어트로 갑자기 무월경이 된 경우 : 요즘 젊은 여성들이 모두 다이어트에 관심이 많아 여러 가지 약제, 특정 식품만을 먹는 다이어트로 한 달 사이에 10~15kg까지 몸무게를 빼는 경우가 있습니다. 포도 다이어트, 두부 다이어트, 야채주스 다이어트 등 종류도 많습니다.

그러나 심한 다이어트로 갑자기 몸이 날씬해지면 우선 기분은 좋지만 그것도 잠깐. 무월경이 되거나 월경불순에 빠져 고생하는 등 건강을 해치는 경우도 있기 때문에 주의해야 합니다.

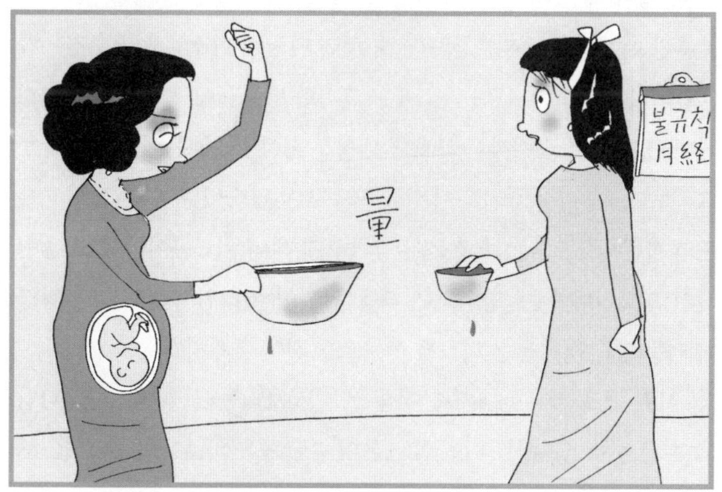

특히 출산을 앞둔 여성들은 다이어트를 하다 임신이 잘 안 되는 경우가 있을 수 있으므로 주의해야 합니다. 갑작스런 체중감소로 인한 영양불균형으로 배란장애가 생기기 쉽습니다.

과격한 운동을 하거나 심한 정신적 스트레스를 받는 경우 : 운동선수나 발레리나처럼 육체적으로 항상 긴장하면서 움직여야 하는 사람, 혹은 정신적으로 과도한 스트레스를 받는 경우도 월경이 불순해

지거나 무월경이 되는 수가 있습니다. 역시 중추신경인 시상하부에서 기능이 저하되어 배란자극이 저하된 결과입니다.

갑상선 기능에 장애가 있는 경우 : 갑상선 기능장애가 있을 때도 배란장애가 올 수 있습니다. 특히 갑상선 기능저하증 같은 경우는 푸로락틴호르몬이 과도하게 분비되는 경우가 있어 성선자극호르몬이 감소함으로써 배란이 저하되고, 월경불순이나 무월경이 올 수 있습니다.

월경이 몇 달에 한 번씩 불규칙적으로 아주 불순한 경우 : 월경이 불순한 여성들의 대부분은 진찰해 보면 다낭성 난소증후군인 경우가 많습니다. 초음파로 보면 난소에 조그마한 낭포들이 목걸이처럼 형성되어 있고, 호르몬 검사를 해보면 대부분 황체화호르몬이 난포자극호르몬보다 3배 이상 증가되어 있는 경우들이 많습니다. 이런 경우 호르몬의 불균형으로 남성호르몬이 증가하게 되어 여드름이나 털도 많이 나기도 합니다. 너무 방치하면 더욱 임신이 어려워지므로 일단 월경이 너무 불순한 경우는 치료를 서두르는 것이 좋겠지요.

이런 경우 바로 배란촉진제를 쓰는 것보다는 3~5개월 정도 피임약제 같은 호르몬제로 미리 호르몬의 불균형을 바로잡아 준 다음, 배란유도를 하면 훨씬 부작용이 적고 난소의 반응도 좋습니다.

과거 임신중절수술, 특히 임신 3개월 이상에서 유산수술을 받고 나서 월경량이 많이 감소했거나 월경통이 심한 경우 : 임신 2개월 미만의 임신중절수술은 다행히 후유증이 많지 않습니다. 그러나 임신 3개월 이상의 중절수술은 자칫 불임을 초래할 수 있는 후유증을 남길 수 있습니다. 가장 많은 후유증의 하나가 나팔관이 막힌다거나 자궁벽이 상하여 유착을 일으키는 경우입니다. 이런 경우에는 다른 검사

보다도 먼저 자궁 나팔관촬영을 미리 해 빨리 치료하는 것이 임신에 큰 도움이 됩니다.

과거 복막염으로 수술한 적이 있는 경우 : 급성맹장염 파열로 인한 복막염, 타 다른 장염으로 인한 복막염을 앓았던 경험이 있을 때 나팔관이 함께 막히거나 나팔관 주위의 염증을 일으켜서 임신이 안 되는 수도 있습니다. 이 경우도 나팔관 촬영을 해 보고, 애매한 소견이 있을 때는 골반경 검사를 해 보면 확실해집니다.

과거에 폐결핵이나 결핵성 복막염을 앓은 적이 있는 경우 : 이때는 골반내까지 결핵이 퍼져 결핵성 나팔관염증, 결핵성 자궁내막염까지 생길 가능성이 있는데, 이후에 자궁내막증이나 나팔관 폐쇄를 초래하여 임신이 안 되는 경우가 있습니다.

난소에 종양이 있을 때. 특히 종양이 혈액성이면서 심한 월경통이나 성교통을 동반할 때 : 자궁내막증이 의심되는 경우로 나팔관 난소 주위에 유착을 일으켜 임신이 잘 안 되는 것으로 봅니다. 자궁내막증 자체가 임신을 방해하는 특성이 있다는 의견도 있습니다.

악성종양으로 인해 방사선 치료나 항암제 치료를 받은 경우 : 악성 질환으로 인해 항암 치료를 받고 난 뒤에는 난소가 많이 상하게 됩니다. 이때 배란장애가 올 수 있으므로 임신이 잘 안 되는 수가 많습니다.

급성 골반염을 앓고 난 뒤 : 여성의 급성 골반염은 갑자기 고열을 동반하면서 아랫배의 심한 통증, 압통을 동반합니다. 임질과 같은 성병에 의한 경우가 많고, 그 후유증으로 나팔관이 막히는 수가 많습니다.

출산하지 않은 상태에서 장기간 루프를 사용한 경우 : 간혹 루프 주위에 염증을 일으켜 자궁내막염증이나 나팔관 염증을 일으켜 임신이 잘 안 되는 수가 있습니다. 아직 출산하지 않은 상태에서 루프피임 장치는 피하는 것이 좋겠지요.

출산 후가 아닌데도 유방에서 젖이 분비되면서 월경이 없어지는 경우 : 젖을 분비하는 호르몬인 푸로락틴호르몬이 과다하게 분비되어 배란이 억제되고, 무월경과 함께 임신이 잘 안 되는 수가 있습니다. 이때는 부로모클립틴 약제로 대부분 치료가 잘 되므로 정확한 진단을 받아 치료하면 됩니다.

여성의 나이가 35세 이상이거나 남성의 나이가 40세가 넘은 경우 : 여성이나 남성이나 나이가 많아지면 난자, 정자의 질이 떨어지면서 임신도 잘 안 되고, 염색체 변이가 일어날 가능성도 많아집니다. 나이가 많은 부부는 가능하면 임신을 서두르고, 불임클리닉에서 상담을 받는 것이 좋겠지요.

아직 한 번도 월경을 해보지 않은 여성의 경우 : 사춘기 전후로 나타나는 초경부터 한 번도 월경이 없는 경우는 대개 염색체 이상인 경우가 많습니다. 이때는 난소 발달에 문제가 많아 배란장애로 인해 임신이 안 되는 수가 많습니다.

자궁경부의 손상을 많이 받아 배란기 때 경부에서 분비물이 거의 안 나오는 경우 : 임신중절수술이나 광범위한 원추절개술, 고주파 치료로 인해 경부 내부의 분비선이 많이 망가지기도 합니다. 그 결과 배란기때 정자가 자궁내로 잘 들어가지 못해 임신이 잘 안 되는 수가 있습니다.

남편의 정액검사상 숫자가 절대적으로 부족하거나 정자가 전혀 없는 무정자일 때 : 이때는 불임클리닉에서 인공수정이나 시험관아기 시술, 정자공여를 하면 되므로 상담이 필요합니다.

제 **4** 장
불임검사

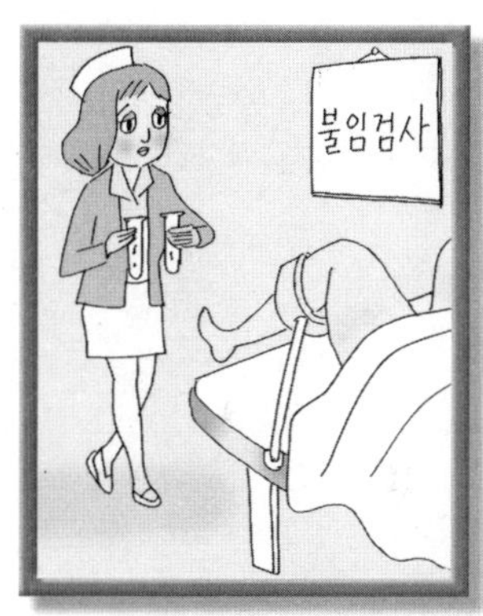
불임검사

불임검사를 받기 전에 미리 알아두면
좋은 주의 사항은

불임진료는 일단 불임전문 병원에서 시작하는 것이 좋습니다. 불임의 다양한 원인에 맞는 치료를 할 수 있는 시설과 장비, 불임에 대한 경험과 연구를 많이 한 산부인과 전문의가 있는 병원이 좋겠습니다.

일단 한 병원에서 진료를 받기로 마음을 정하면 가능하면 병원을 자주 바꾸지 않고 다니는 것이 좋습니다. 불임치료는 한 두 달의 단시간에 금방 치료되는 것이 아니고, 장시간을 요하는 경우가 많기 때문에 꾸준한 인내력이 필요합니다. 병원을 자주 바꾸면 시간적으로, 경제적으로 많은 손실이고, 임신할 수 있는 기간이 훨씬 길어지기도 합니다. 같은 검사를 다시 해야 할 수도 있고, 거의 치료가 된 부분을 다시 처음부터 시작하는 경우도 있기 때문입니다.

임신을 꼭 해야겠다는 적극적인 사고와 노력이 중요합니다. 기본적으로 결혼한지 1년 정도가 지나도 임신이 안 되면 일단은 관심을 갖고 아기를 갖는 데 노력을 기울여야 합니다. 왜 임신이 안 되지 검사를 받아 보기로 마음먹은 것 자체가 불임 치료에서는 굉장히 중요합니다. '시작이 반' 이라는 말이 있듯이 불임검사를 해보는 것으로 벌써 절반 정도는 이미 해결되었다고 보아도 과언이 아닙니다.

재미있는 것은 불임클리닉에 접수만 해놓고 검사날짜를 기다리고 있는 중, 아무런 치료를 하지 않았는데도 임신이 되는 경우가 많습니다. 이것은 과학적으로도 충분히 근거가 있는 이야기입니다. 임신을 해서 아기를 가져야겠다는 소망이 대뇌를 적극적으로 자극한 결과, 성선자극호르몬의 분비가 증가되어 임신을 촉진시킬 수 있기 때문입니다. 두드리는 이에게 문이 열리고, 원하는 이에게 축복은 주어집니다.

불임의 원인은 여성에게만 있는 것이 아니고, 남편과 아내에게 반반의 확률이 있기 때문에 부부가 동시에 진료를 시작하는 것이 경제적·시간적으로 유리합니다. 불임클리닉에서 몇 달에 걸쳐 아내만 검사를 했는데 아무런 이상이 발견되지 않아 남편을 검사했더니 문제가 있는 경우를 흔히 봅니다. 미리 알았더라면 더 빨리 치료해 이미 아기를 가질 수 있었을 텐데 말입니다. 불임치료는 부부가 함께 상의하고 마음을 합했을 때 치료가 빠르고 좋은 결과를 얻을 수 있습니다.

담당 의사를 전적으로 신뢰하고 지시에 성실히 따르는 것도 빨리 불임을 극복하는 방법입니다. 가령 기초체온을 재오라든가, 그때 그때의 주의사항과 지시를 잘 지켜야겠지요. 때로 이 병원, 저 병원을 돌아다니면서 이것저것 의학정보만 잔뜩 알고 다니는 분들이 있습니다. 그러나 병이란 지식만으로 해결되는 것이 아니고, 마음으로 정성을 다할 때 치유되는 것입니다.

시간이 없고 빠른 시간에 좀 더 효율적인 진료를 원할 때는 불임클리닉을 방문하기 전에 기초체온 정도는 약 2~3개월 정도 미리 잰 후에 방문하는 것이 좋습니다. 기초체온계는 보통 체온계나 전자체온계를 사용하면 안 되고, 기초체온 전용으로 만들어진 것인데, 약국에서 구할 수 있습니다.

아침에 일어나 움직이지 않은 상태에서 입안에 약 3분 정도 온도계를 넣어 재서 매일 기록하면 됩니다. 아주 간단하고 마음만 먹으면 누구나 쉽게 실행할 수 있으면서 불임의 원인을 분석하고 치료하는 데 중요한 정보를 주기 때문에 필수적입니다.

불임검사의 종류가 많고 시간이 오래 걸린다고 미리 심란하게 생각할 필요는 없습니다. 여성의 경우 생리날짜에 따라 호르몬의 분비가 달라지므로 검사의 시기가 다소 달라 시간이 걸리기는 합니다. 그래서 요즘은 시간을 절약하기 위해 검사와 동시에 간단한 배란유도를 함으로써 효율을 높이고 있습니다.

인내를 가져야 합니다. 불임클리닉에 다닌다고 바로 즉시 임신이 되는 것은 아닙니다.

대개 3~4개월 정도는 부지런히 다니다가 금방 포기해 버리는 경우가 많습니다만 불임치료는 인내심이 필요합니다. 불임치료는 자신에게 가장 자연스럽고 무리가 가지 않는 방법부터 시작하는 것이 좋습니다. 불임이라고 하여 무조건 시험관아기를 하는 것이 아니고 각자의 불임 상태에 따라 모두 치료법이 달라지는 것이지요. 단 몇 알의 배란제만으로 쉽게 임신될 수 있고, 배란일만 정확하게 잡아주어도 임신이 됩니다. 그러므로 여유있는 마음을 가지고 시작하는 것이 중요하고, 꾸준하게 노력해야 합니다.

불임클리닉을 처음 방문할 때는
어떠한 사항을 미리 염두에 두면 좋을까요

불임진료를 할 때는 검사에 앞서 자세한 병력과 월경전 임신력에 대해 면담을 하는 과정이 특히 중요합니다. 불임은 담당의사와 간호사 등과 잘 상의해 더 많은 관심을 가질 때 좋은 결과가 나옵니다.

의사한테는 무엇이든 숨김없이 사실을 말해야 합니다. 예를 들면 남편이 모르고 있는 결혼전의 임신중절수술 등에 대해서 의사한테만은 있는 그대로 말해 준다면 환자의 비밀은 보장되는 가운데 적절한 검사와 치료를 할 수가 있습니다.

초진시에는 다음의 사항을 미리 체크해 보고 병원을 찾는다면 좋겠지요. 환자가 혼자 체크하거나 가능하면 부부가 서로 대화하면서 체크하면 더욱 좋습니다.

1 결혼하신지 얼마나 되었습니까?

2 그동안 피임은 하셨습니까?

3 임신을 하기 위해 노력한지는 얼마나 됐습니까?

4 이전에 다른 불임클리닉에서 진료를 받은 적이 있습니까?

   있다면 어느 병원에서 언제였습니까?(없었으면 '없음' 으로 써 주세요.)

5 과거에 다음과 같은 불임검사를 받은 적이 있습니까?

   자궁난관조영술(   ) 정액검사(   ) 호르몬 검사(   ) 성교후 검사(   )

   배란검사(   ) 전혀 없음(   )

6 과거에 진료받았던 병원에서 불임의 원인이 무엇이라고 설명을

   들은 적이 있습니까?(그런 적이 없으면 '없음' 으로 써 주세요.)

7 과거에 다음과 같은 불임치료를 받은 적이 있습니까?

   배란촉진제 복용(   ) 배란촉진제 주사(   ) 인공수정(   )

   시험관아기시술(   )

8 혹시 젖이 나온 적은 없습니까?

9 초경은 언제 시작했습니까?

10 월경주기는 일정하며, 그 주기는 대개 며칠입니까?

11 월경량은?

12 생리통은 심합니까?

13 과거에 임신한 적이 있습니까?(과거에 분만한 적이 있습니까?)

14 과거에 유산수술을 한 적이 있습니까? 있었다면 몇 번?

   (자연유산 : 회, 인공유산 : 회)

15 유산후 월경량이 줄거나 월경이 불규칙해지지는 않았습니까?

16 부부관계는 1주일에 몇 번 정도 하십니까?

17 성교시 통증은 없습니까?

18 성생활에 문제는 없습니까? 있다면 상담을 원하십니까?

19 과거에 질병이 있었거나 수술을 한 적은 없었습니까?

20 현재 복용하고 있는 약이나 질병은 없습니까?

불임클리닉에서 시행하는 기본적인 불임검사에는 어떤 것이 있을까요

불임검사는 종류도 많고 검사하는 시기도 월경주기에 따라 다르기 때문에 모든 검사를 다 끝내는 데에는 한 달, 두 달까지 걸릴 수 있습니다. 그러나 무조건 모든 검사를 다 해야 하는 것은 아닙니다. 사람에 따라 꼭 필요하고 해야 할 검사가 있는가 하면 좀 더 두고보다 해야 할 검사도 있습니다.

요즘은 검사기간을 최대로 단축하고 가능하면 임신이 빨리 되도록 검사를 하면서 동시에 배란유도 같은 치료를 하는 수도 많으므로 크게 걱정할 필요는 없습니다. 기본적인 불임검사 9가지는 다음과 같습니다.

기본적인 불임검사 9가지

1 기본적인 건강 체크	2 호르몬 검사
3 초음파 검사	4 기초체온표 검사
5 자궁난관조영술	6 성교 후 검사
7 자궁경관 점액 검사	8 자궁내막 검사
9 정액 검사	

그럼 이 검사들을 하나 하나씩 살펴볼까요?

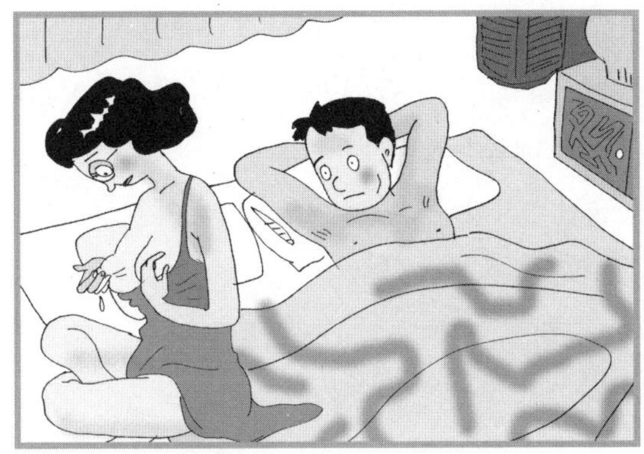

기본적인 건강체크 : 부분적인 나무만을 보다가 전체적인 숲의 모습을 보지 못하면 안 되듯이 불임치료도 몸의 전반적인 건강상태를 먼저 파악하는 것이 중요합니다. 빈혈은 없는지, 몸이 너무 허약하고 저체중인지, 혹은 너무 비만인지, 결핵이나 당뇨 같은 소모성 질환은 없는지, 그리고 성병유무 등을 미리 알아보는 것이 좋습니다. 몸이 건강하지 못할 때 불임이 부수적으로 따라오는 경우가 많기 때문입니다.

　혈압과 체중, 혈액검사(CBC & HCT), 소변검사, 성병검사, 간기능검사, 신장기능검사, 심전도, 흉부 X-ray를 기본적으로 해보는 것이 좋습니다. 자궁암 검사도 해야겠지요.

호르몬 검사 : 월경시작 3일~5일째에 뇌하수체에서 분비하는 호르몬인 난포자극호르몬(FSH)과 황체화호르몬(LH), 그리고 여성호르몬인 에스트로겐(E2)호르몬 검사를 하는데, 특히 월경이 불순하거나

무월경일 때 꼭 필요한 검사입니다.

또 배란유무를 정밀하게 관찰해야 할 필요가 있는 경우에는 월경 시작 후 21~22일째 난소에서 분비하는 호르몬인 프로게스테론호르몬 검사를 하는 것이 좋습니다. 이때 프로게스테론이 6.5ng/mg 이상이면 기본적으로 배란이 잘된 것으로 봅니다.

월경불순이 심하면서 얼굴에 여드름이 많이 나고 털이 많아지고 기름기가 많아지며 음성이 허스키해지는 등 여러 가지 남성화 현상이 나타나는 경우에는 테스토스테론과 DHEAS호르몬 검사를 해 보면 이상을 파악하는 데 도움이 됩니다.

또 갑상선 기능저하증이 있을 때도 배란불순이 올 수 있으므로 월경불순이나 배란불순을 보이는 경우에는 갑상선호르몬 검사를 함께 하는 것이 좋겠지요. 특히 출산한 후가 아닌데도 이유없이 젖이 분비되면서 무월경이 있다면 젖을 분비하는 데 관여하는 호르몬인 푸로락틴호르몬 검사를 해 봅니다.

초음파 검사 : 초음파 검사는 현재 산부인과에서 아주 유용하고 보편적으로 쓰고 있는 진단 방법입니다. 초음파 푸르브를 통해서 우리 몸의 보고자 하는 부위의 초음파 정보를 영상으로 볼 수 있게 하는 원리입니다.

뱃속에 혹이 있거나 부어 있거나 고여 있거나 하는 이상을 한 눈에 알 수 있습니다. 검사하는 데 아무런 통증이나 부작용이 없고 환자에게 시행하기에 아주 편리하면서도 유용한 정보를 얻을 수 있어 요즘 산부인과 진료의 절반 이상은 초음파 덕분에 이루어진다고 해도 과언이 아니지요.

초음파는 크게 초음파 푸르브를 어디에 대냐에 따라 복부에 대는 복식, 질 안으로 넣어서 보는 질식이 있습니다. 방광에 오줌을 채워야만 영상이 잘 나오는 복식에 비해 방광에 오줌을 채우지 않고도 잘 나오는 질식 초음파는 특히 난소의 배란, 자궁내막의 상태까지 자세히 알 수 있으므로 불임진료에 있어서는 없어서는 안 될 중요한 진단 방법입니다. 시험관아기시술을 할 때도 질식 초음파를 이용하여 난자 채취까지 시행합니다.

기초체온표 검사(BBT) : 이 방법은 배란이 되는지를 알기 위해 아주 오래전부터 쓰인 방법으로 환자 스스로 체크합니다. 여성의 몸에서 배란이 되면 '프로게스테론'이란 호르몬이 증가하는데 이 호르몬은 우리 뇌 속의 시상하부에 작용하여 체온을 올리는 효과를 나타냅니다.

재는 방법은 아침에 일어나서 아무런 활동도 하지 않고 누운 상태에서 입안에 온도계를 넣고 3분~5분간 재면 됩니다. 체온을 재는 시간은 항상 일정해야 하고, 처음에 3분을 쟀으면 계속 3분을, 5분간을 쟀으면 계속 5분간을 재야 정확합니다.

그러나 기초체온표가 언제나 정확한 것은 아닙니다. 체온의 흐름이 배란기를 중심으로 저온기와 고온기로 이등분되는 이상성(biphasic)을 보여도 반드시 배란이 언제나 되었다고 할 수 없는 경우도 있고, 반대로 전혀 체온의 변화가 없는(monophasic) 경우에도 배란이 되는 경우도 있기 때문입니다. 따라서 기초체온표 외에도 초음파 검사, 호르몬 검사, 자궁경부 소견 등을 함께 봄으로써 배란유무를 정확히 판단할 수 있는 것이지요.

기초체온표로 보면 온도가 올라가기 바로 전날이 배란이 된 날입

니다. 그래프상으로는 저온과 고온을 잇는 직선의 중간지점을 배란
된 시각으로 봅니다. 그러나 기초체온표만으로는 배란이 언제 일어
나는가를 미리 알 수는 없고 배란이 되고 난 뒤에야 온도가 올라가기
때문에 배란이 지난 후에 확인하는 방법밖에 안 됩니다.

사실 매일 아침 기초체온을 잰다는 것은 말처럼 쉽지 않습니다.
그럼에도 불구하고 기초체온을 성실하게 재는 여성들이 결국 임신되
는 예가 많은 것을 보면 역시 노력하고 정성을 들여야 모든 일이 잘
되는 것 같습니다.

때문에 필자는 불임클리닉에 오는 불임 여성들에게 우선 기초 체
온을 재오라고 합니다. 기초체온표는 이처럼 단순히 배란유무만을
확인하는 것이 아니고 성교한 날짜, 분비물 여부, 황체기기간 등 여러
가지 정보를 알 수 있어 큰 도움이 됩니다.

자궁난관조영술(hysterosalpingography ; HSG) : 자궁 경관을 통
해 조영제를 주입하면서 자궁과 나팔관을 X-ray로 찍는 방법입니다.
검사하는 데 2~3분 정도 소요되고, 검사에 따른 통증이 거의 없기 때
문에 겁을 낼 필요가 없습니다.

때로 자궁위치가 너무 정도가 심하게 뒤로 넘어간 후굴이거나 경
부 입구가 너무 많이 벌어진 경우는 조영제가 잘 안 들어가고 밖으로
흘러나와 버리기 때문에 자궁 감자로 자궁을 고정을 잘 해주어야 좋
은 영상을 얻을 수 있습니다. 조영제를 주입하기 전에 주입하는 기구
내의 공기를 완전히 빼고 촬영해야 정확한 영상이 나옵니다.

나팔관이 막혔는지, 자궁내막에 이상이 있는지, 골반 내의 염증
정도, 때로 자궁근종이나 복부의 종양까지도 진단할 수 있어 불임환

자에게 빼놓을 수 없는 아주 중요한 검사입니다. 이 촬영법은 진단뿐 아니라 자궁과 나팔관을 소통하는 효과로 인해 치료효과까지 있습니다. 따라서 이 검사 후 자연히 임신되는 경우가 꽤 많습니다.

검사 시기는 월경 시작 후 5~7일째가 좋습니다. 이 시기에 비교적 난자가 방사선에 안전하고 자궁내막이 증식하기 전이므로 조영제 소통이 원활해 좋은 영상을 얻을 수 있기 때문입니다. 촬영 후에 조영제가 복강내에 흘러 들어가 다소 하복부에 통증이나 뻐근함이 올 수 있으므로 약간의 진통제를 하루 정도 항생제와 함께 복용하면 난관과 자궁의 감염을 방지할 수 있습니다. 특히 임신을 방해하는 클라미디어균을 치료하는 데 좋은 효과를 보이는 독시사이클린을 하루에 200mg씩 난관 촬영 전후로 1주일 정도 쓰면 일석이조의 효과를 볼 수 있습니다.

조영제로는 유성조영제와 수성조영제가 있습니다. 유성조영제는 필름 화상이 더 깨끗하고 촬영후 배가 훨씬 덜 아프지만 드물게 색전증(embolism)을 일으켜 혈관을 막는 합병증 가능성이 있습니다. 수성조영제는 그러한 부작용이 없고, 요즘은 화상도 아주 좋은 편이어서 대개는 수성조영제를 많이 씁니다. 촬영 후 복막 자극으로 인해 통증이 심하거나 고열이나 출혈이 있으면 바로 의사에게 이야기해야 합니다.

성교 후 검사(postcoital test) : 부부의 성교가 적합하게 잘 이루어졌는지 혹은 자궁경부의 점액이 정자가 활동하는데 나쁘지는 않은지를 알아보는 검사방법으로 주로 배란기 직전이나 배란기에 합니다.

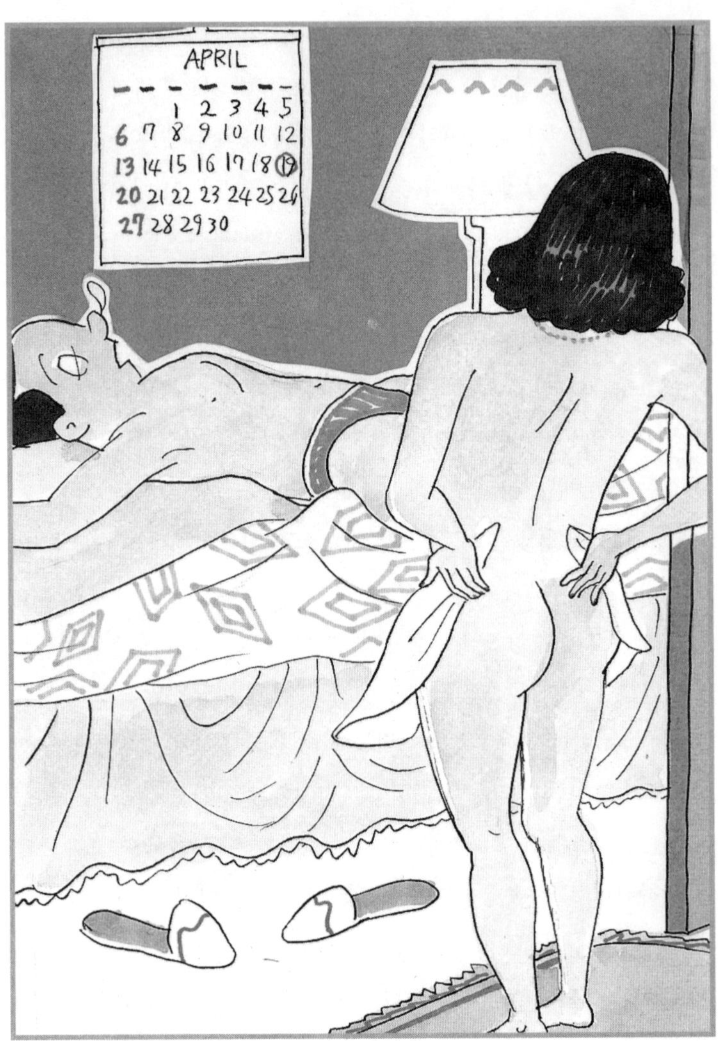

APRIL
1 2 3 4 5
6 7 8 9 10 11 12
13 14 15 16 17 18 19
20 21 22 23 24 25 26
27 28 29 30

성교 후 6~10시간 후에 병원에 가서 검사를 받으면 됩니다. 대개 튜버클린 주사기로 자궁경부의 점액을 채취하여 현미경 검사를 해서 운동성이 좋은 정자가 한 시야 당 5마리 이상이 나오면 정상으로 판정합니다.

결과가 정상일 때 우리가 알 수 있는 것은 첫째, 자궁경부의 점액이 최소한 정자가 움직이는 데 지장을 주지 않는 좋은 상태라는 것과 둘째, 성교가 제대로 이루어졌다는 것, 그리고 최소한 남편이 무정자증은 아니라는 것입니다.

그러나 성교 후 검사가 정상이라고 해서 반드시 남편의 정액검사가 정상이라는 이야기는 아닙니다. 왜냐하면 성교 후 검사만으로 정자의 전체적인 숫자나 형태 등에 대한 정보를 전혀 얻을 수 없기 때문입니다. 성교 후 검사가 정상이더라도 실제로 정액검사를 해 보면 정자수가 부족하거나 운동성이 나쁘거나 하는 비정상적인 경우도 많이 있습니다. 그러므로 성교 후 검사가 정상이더라도 정액검사를 다시 해야 합니다.

성교 후 검사에서 전혀 정자가 보이지 않는 비정상 소견을 보일 때는 자궁점액의 상태가 양호하지 않거나 성교가 제대로 이루어지지 않았거나 성교 후 시간이 너무 경과해 버린 경우, 무정자증인 경우가 있습니다. 만약 정자가 모두 죽어 있거나 앞으로 나아가지 못하고 제자리에서 움직이거나 하면 정자항체의 가능성도 생각해 보고 검사를 합니다. 이 성교 후 검사는 오차가 많으므로 결과에 이상소견이 있으면 2~3회 정도 더 검사를 해야 정확합니다.

자궁내막 검사 : 임신을 유지하는 데 호르몬이 부족하지 않은지를

알아보는 검사입니다.

여성의 난소는 배란되고 난 후 그 자리에서 '황체'라고 하여 노르스름한 조직이 형성됩니다. 이 곳에서 호르몬을 분비하게 되는데 '프로게스테론'이라고 하는 황체화호르몬입니다.

이 호르몬은 임신유지를 하는 데 절대적으로 필요한 것으로 만약 부족한 경우엔 아기가 자라지 못하고 유산되어 버립니다. 수정된 배아가 자궁 안에서 잘 자랄 수 있도록 자궁내막을 부드럽고 영양이 풍부하게 만들어 주기 때문입니다. 따라서 임신이 잘 안 되거나 임신 초기에 자주 습관성 유산이 되는 경우에 혹시 황체화호르몬의 분비가 부족하지 않은지 봐야 합니다.

임신 중 이 호르몬이 충분히 만들어지는가, 그렇지 않는가는 이 호르몬이 작용을 나타내는 자궁내막을 검사해서 알아냅니다. 호르몬을 직접 검사해 보면 확실할 것 같지만 워낙 호르몬 분비가 시간마다 다른 파동성으로 크게 차이가 나기 때문에 한 번 채혈하는 것으로는 오류를 범하기 쉽습니다. 그렇다고 매 시간마다 뽑을 수도 없고, 경제적인 부담이 따르기 때문에 적합하지 않습니다.

자궁내막 검사는 월경 예정일 2~3일 전에 합니다. 검사는 한 번 정도는 정맥 마취를 하여 전혀 통증을 느끼지 않게 하면서 내막을 깨끗이 소파수술을 하여 검사합니다. 이렇게 하면 내막의 병변이나 폴립 같은 이상을 진단과 동시에 치료할 수 있어 도움이 됩니다. 그러나 호르몬 상태만을 보기 위해서는 마취하지 않고 외래에서 1회용 카테타인 novak curettage, pippele curettage 등을 사용하여 거의 통증없이 간편하게 검사할 수 있습니다. 자궁 체부의 가장 높은 부위에서 전층을 한, 두 조각 정도 소파해 내면 충분합니다.

검사 결과, 내막의 소견이 월경 날짜 소견과 비교해 2일 이상 차이를 두 주기 이상에서 보이면 황체화호르몬 부족으로 진단합니다. 결과를 판독할 때는 월경주기의 길고 짧음에는 관계없이 월경 하루 전날을 28일로 생각하여 날짜를 계산하면 됩니다.

주의점으로는 월경이 있기 전에 하는 검사이므로 혈액 검사나 소변 검사를 하여 임신 여부를 확인한 후에 해야 합니다. 설사 임신이 되었다고 할 지라도 소량의 내막을 검사하는 것이기 때문에 아기한테는 거의 영향이 없지만 환자들은 몹시 불안해하므로 주의해야겠지요.

자궁경부 점액 검사 : 정자가 수정하기 위해 나팔관 쪽으로 이동하기 위해서는 일단 자궁 입구의 점액 정글을 통과해야 합니다. 따라서 이 부위의 점액 상태가 어떠한지 살펴보는 것은 매우 중요합니다.

검사시기는 배란 직전이나 배란기에 하는 것이 좋은데, 이때 상태가 좋은 점액은 충분한 에스트로겐호르몬의 영향으로 물과 같이 맑고 양이 많으며, 탄력성이 좋아 길게 늘어지는 성질을 가지고 있습니다.(8cm 이상) 점액이 이런 상태라야 정자가 쉽게 자궁을 통과할 수 있어 임신이 잘 되겠지요.

육안으로 점액 상태를 관찰하기도 하고 혹은 슬라이드에 얇게 펴서 말린 다음 현미경으로 보면 넓게 펴지는 고사리잎 같은 모양이 됩니다. 이러한 양상은 배란기를 전후로 급격하게 증가하는 에스트로겐호르몬이 분비물 내에 염화나트륨(Nacl) 성분을 증가시킴으로써 (1% 이상) 나타납니다. 신기한 것은 배란직후나 임신 중과 같이 염화나트륨(Nacl) 성분을 감소시키는 프로게스테론 분비가 증가하게 되면 아무리 에스트로겐 양이 많아도 이러한 고사리잎 문양은 나타나지 않습니다.

따라서 배란 전후 점액을 검사함으로써 에스트로겐의 분비가 충분한가, 에스트로겐에 대해 자궁경부가 제대로 반응하는가를 알 수 있습니다. 만약 배란기인데도 불구하고 이 점액이 물처럼 맑지 않고, 오히려 끈적이면서 양이 적고 탁할 때는 정자가 통과하는 데 지장을 주므로 불임의 한 원인이 될 수 있습니다. 난포에서 분비되는 에스트로겐호르몬이 부족하거나 자궁경부의 원추 절개술, 광범위한 전기 소작술 등을 받은 적이 있는 경우, 세균에 의한 감염 등이 자궁내 점액의 상태에 영향을 줄 수 있습니다.

정액검사 : 불임의 원인은 남성과 여성에게 절반씩 그 원인이 있습니다. 불임 검사 초기에 여성의 검사와 함께 반드시 남성의 정액검사가 이루어져야 시간적 · 경제적으로 유리합니다.

정액을 채취할 때의 주의사항은 무엇일까요

대개 2~3일의 금욕기간 후에 검사를 합니다. 아무래도 사정 횟수가 잦아지면 정액양이 줄기 때문입니다.(그렇다고 운동성이 있는 정자의 수나 비율이 임신에 문제가 있을 정도로 줄어들지는 않습니다.)

정액검사는 검사자, 연구실에 따라 결과에 10~15% 정도 오차가 난다고 보고 있습니다. 이러한 오차는 컴퓨터를 사용하여 자동화해도 어쩔 수 없이 생길 수 있습니다. 오차를 극복하기 위해서는 최소한 2~3번 정도 정액검사를 반복해야 가장 정확한 정액상태를 파악할 수 있습니다.

한 번 정액검사가 정상 범위였다고 해서 언제까지나 정액에 문제가 없을 것이라고 방심해서도 안 되고, 한 번 상태가 안 좋았던 경우도 다시 회복되는 경우가 많이 있습니다. 특히 고환이 독성물질에 노출된 경우나 과음, 심한 흡연, 과도한 스트레스, 고열을 동반한 질환이 있었거나 하면 한 마리의 정자가 만들어지기까지는 거의 약 75일이란 시간이 소요되므로 약 3개월 정도 이러한 환경에서 격리한 후 정액검사를 다시 해보는 것이 좋습니다.

정액을 받을 때는 소독된 채취용 용기에 받는 것이 가장 좋습니다. 특히 살정제 성분이 있는 콘돔에 받으면 절대 안 됩니다. 만약 이러한 약품 성분이 없다면 콘돔에 받아도 되겠지요.

만약 정액을 가정에서 채취했다면 최소한 1 시간 내에는 정액검사실로 가져와야 합니다. 단 정자는 추위에 아주 약하므로 추위에 노출되지 않도록 하고, 체온 정도의 온도하에서 운반되어야 합니다.

정액 채취는 대개 채취실에서 자위(masturbation)행위를 하여 채취하게 되는데 때로 부부관계를 하면서 질외사정을 하여 채취하기도 합니다.

질외사정을 하여 채취할 때는 처음 사정시 나오는 정액이 가장 정자의 농도가 높은데, 자칫 이 부분을 흘려버릴 수 있어 주의를 요합니다. 그렇게 되면 당연히 정확한 정액검사가 안 되겠지요.

정액 검사는 반드시 액화된 상태로 보아야 합니다. 정액 채취 후 20~40분 정도 지나면 정액이 액화되어 물처럼 풀어집니다. 그런데 시간이 상당히 경과해도 전혀 액화되지 않고 젤처럼 끈끈하게 뭉쳐 있는 경우가 있습니다. 이런 경우는 18G 정도의 주사바늘을 이용하여 정액을 통과시킴으로써 묽게 만들거나 단백질분해 효소를 써서 분해시키기도 하고, 사정되어 나오는 정액 중 처음 부분이 대개 물처럼 맑기 때문에 사정시 나오는 정액을 따로따로 채취하여 검사하기도 합니다.

액화가 잘 안 된다고 해서 이것이 반드시 불임의 원인이 되지는 않지만 만약 성교 후 검사에서 정자가 자궁 경부의 점액 내에서 전혀 발견되지 않는다면 불임의 원인이 될 수도 있습니다.

5

정자수가 크게 부족한 '희소 정자증'의
원인과 치료법은 무엇일까요

우선 염색체 검사를 꼭 합니다. 정자수가 적을수록, 즉 희소 정자
의 정도가 심할수록 염색체 이상 가능성도 높아집니다. 남성불임, 즉
무정자증이나 희소 정자증(oligospermia)이 있을 때 염색체 이상을 동
반하는 경우는 약 5% 정도로 보고 있습니다.

만약 염색체에 이상이 있을 때 난자 세포질 내로 정자를 미세 주
입시켜 임신이 성립될 경우, 염색체 이상이 그대로 유전될 수 있다는
사실을 환자에게 미리 충분히 설명해야 합니다. 염색체 이상이 있는
경우로 가장 흔한 것이 klinefelter.s증후군이고, 그외에 47XXY, 46XX
여성, Y염색체 이상 등입니다. 이 중 Y염색체 결손 등은 그 자손에게
불임형질 이외의 선천성 결함은 없는 것으로 알려져 있습니다.

**뇌의 시상하부나 뇌하수체에서 성선자극호르몬 분비의 감소로
인해 정자가 적게 만들어 지는 수가 있습니다.** 이때는 FSH, LH 호르몬
검사를 해 정상보다 훨씬 낮은 농도로 나온다면 희소 정자증일 수 있
습니다. 이때는 HCG, HMG주사를 2~3일 간격으로 사용하거나 클로
미펜을 쓰기도 합니다.

**FSH 호르몬 검사가 정상이거나 약간 증가한 것으로 나오면서 정
자수가 적을 때는 혹시 고환이 독성물질에 노출되지 않았나 세심하

게 병력을 검토해 보아야 합니다.

지나친 흡연, 시메티딘 같은 위장 치료제, nItrofurantoin, sulfasalazine 등을 복용했을 때 정자수가 많이 줄어 들 수 있습니다. 직업적으로 더운 곳에서 작업을 하거나 사우나 같은 심한 고열에 노출되지는 않았는지, 고열을 동반한 질환이 있었는지, 옷이 너무 꼭 끼어 음낭 주위의 온도가 높아질 수 있는 원인이 있었는지를 확인해 봅니다. 만약 이런 병력이 있는 것으로 확인되면 새로운 정자를 생성하는 데 3개월 정도 소요되므로 독성물질을 제거하고 환경을 바꾼 뒤 3개월 후에 확인해야겠지요.

푸로락틴 고혈증 : 정자감소가 있을 때 혈중 푸로락틴호르몬이 많이 증가해 있는 경우가 있으므로 함께 검사해야 합니다. 이때는 발기부전이나 시야장애, 혹은 남성도 유방이 다소 커지면서 유즙분비가 되는 수도 있습니다. 갑상선 기능저하증이나 약물 투여(신경안정제나 알파 methyl dopa 등) 때문이 아닌지 확인하고 부로모클립틴 약제로 치료합니다.

테스토스테론 호르몬 검사 : 남성호르몬인 테스토스테론은 부고환에서 정자를 저장할 때 꼭 필요한 호르몬입니다. 이 호르몬이 적으면 부고환에서 정액이 많이 감소되어 정자수 감소를 가져오는 원인이 될 수 있습니다.

정계 정맥류 : 정맥류는 정자의 수정능력을 감소시킬 수 있는 가장 흔한 원인입니다. 정맥류가 있으면 정자의 운동성이 저하되고 수가 감소합니다. 정맥류는 수술을 하면 좋은 효과가 있습니다.

정액검사에서 무정자증으로 밝혀지면 어떻게 치료해야 할까요

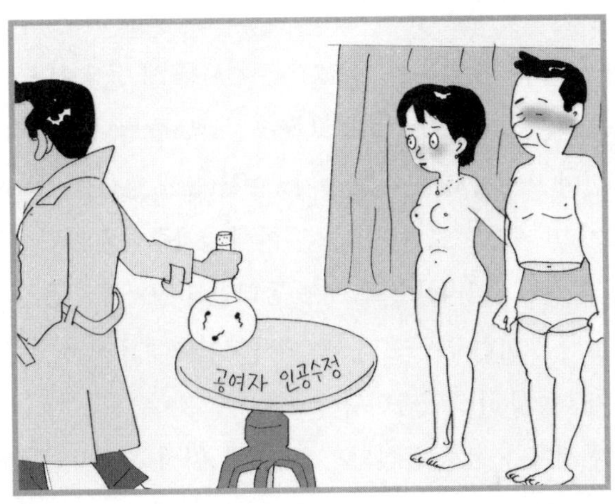

　무정자증, 즉 정액 내에 전혀 정자가 보이지 않는 경우는 불임검사를 받는 남성의 약 10%에서 관찰됩니다. 검사상의 오류를 없애기 위해 최소한 2번 정도 확인해 보고 진단을 내립니다. 또 소변 내로 역사정되는지 여부를 알아보기 위해 사정 직후 소변검사를 해 정자가 소변 내에 있는지 확인합니다. 만약 역사정이나 검사상 오류가 아니라면 무정자증이 확실하고, 그 원인을 알아내야겠지요.

　무정자증은 크게 두 가지 원인이 있습니다. 고환 자체가 망가져

정자생성에 문제가 있는 경우, 고환에서 정자는 아무 이상이 없이 만들어지는데 부고환과 정관을 지나 사정관을 통해 밖으로 나올 때까지의 운반과정에 문제가 생긴 경우가 그것입니다. 전자를 '비폐쇄성 무정자증', 후자를 '폐쇄성 무정자증'이라고 합니다. 여러 가지 검사를 통해서 이 두 가지 중 어디에 해당하는가를 밝혀야 치료가 가능하겠지요.

먼저 성선자극호르몬인 FSH호르몬 검사를 해 정상보다 2배 이상 증가하면 고환의 이상으로 보고 고환 조직검사를 합니다. 조직검사상 정자가 전혀 보이지 않는다면 정자공여를 통해 임신을 시도해야 하고, 정자가 몇 개라도 보이면 요즘은 미세 정자주입술로 임신을 시도합니다. 과거에는 이러한 경우 무조건 타인의 정자를 이용한 시술을 했는데, 요즘은 이런 경우도 약 50%에서 고환내에서 정자를 추출하여 임신을 가능하게 하고 있습니다.

만약 정자가 전혀 발견되지 않을 때, 미성숙 정자인 정자세포(spermatid)라도 얻어내면 난자 세포질내로 미세 정자주입술을 시도하여 임신이 가능하기도 합니다.(ICSI) 그러나 비폐쇄성 무정자증에서 꼭 명심할 것은 반드시 염색체 검사를 해서 유전학적인 이상이 있는지 확인해야 한다는 것입니다. 무정자증이나 희소정자증은 염색체 이상, 특히 Y염색체에 문제가 있는 경우가 많은데 미세 정자주입술로 임신을 하게 되면 태어난 아기에게 그 형질이 그대로 유전될 수 있는 가능성이 있기 때문입니다.

호르몬 검사상 FSH가 거의 정상이거나 약간 높은 경우이면서 무정자증인 경우는 통로가 막힌 폐쇄성으로 보고 X-ray로 정관조영술을 시도하여 어느 부분이 막혔는지를 봅니다. 선천적으로 정관이 없는 경우도 있고(congenital absence of vas deferens) 결핵이나 성병을 앓은 후 통로가 막힌 경우도 있습니다. 이 경우에는 막힌 부위의 바로 상부에서 정자를 채취하여 미세 정자주입술로 임신을 시도합니다.

이때 정자를 채취하는 방법으로는 고환이나 부고환에서 채취하는 부고환 정자 채취술(microsurgical epidydimal sperm aspiartion ; MESA), 경피적 부고환 정자 채취술(percutaneous epidpdimal sperm aspiration ; PESA), 혹은 고환 정자 채취술(testicular sperm extraction ; TESE) 등이 있습니다.

7

여성불임의 특수검사는 어떤 것이 있을까요

일반적인 불임검사 9가지를 시행했는데도 뚜렷한 원인을 발견하지 못하거나 계속 임신이 안 될 때는 다음과 같은 특수검사를 해보는 것이 좋습니다.

자궁내시경 검사 : 자궁 내부에 고배율의 현미경이 부착된 가느다란 관을 자궁내에 삽입하여 자궁내막의 상태를 자세히 보기 위해 합니다. 자궁난관 X-ray촬영이나 질초음파를 해도 전혀 이상이 없으면

서 계속 임신이 안 되는 경우에는 자궁내막을 검사해 보는 것이 도움이 되기도 합니다. 대개 자궁내막 조직검사를 할 때 약간의 진통제를 쓰기 때문에 이때 동시에 자궁내시경을 하면 편리합니다.

5mm 이하의 가는 관을 자궁 입구를 통해 넣고 탄산가스나 식염수, 혹은 특수한 액체성 매체를 넣고 보는 검사입니다. 약간의 진정제와 진통제를 맞고 시술을 받으면 거의 통증없이 편안하게 받을 수 있으며, 10~20분 정도면 됩니다. 때로 X-ray 촬영이나 초음파에서는 잡히지 않았던 자궁내막의 폴립, 아주 작은 근종 등이 발견될 수도 있는 검사입니다.

골반경 검사 : 일반 불임검사에서는 아무런 이상이 없으면서 결혼하여 최소한 2년이 지났는 데 임신이 안 될 때는 골반경 검사를 해보는 것이 좋습니다.

골반경 검사는 배꼽 바로 아래로 약 1cm 정도 절개를 하여 가늘고 긴 현미경 렌즈로 구성된 파이버 스코우프를 넣어 골반속을 자세히 살펴보는 검사입니다. 자궁난관조영술이나 초음파에 나오지 않았던 복강안의 유착, 나팔관 주위의 유착, 혹은 자궁내막증과 같은 염증질환을 발견할 수 있습니다.

자궁난관조영술에 나팔관이 잘 통과하며 아무 이상이 없던 경우도 골반경 검사를 해보면 이상이 발견되는 경우가 꽤 있기 때문에 계속 임신이 안 될 때는 골반경 검사를 받아 보는 것이 좋습니다. 시간은 10~20분 소요되고 웬만한 유착이나 염증은 보면서 바로 치료가 가능하기 때문에 일석이조의 효과를 얻을 수 있습니다.

염색체 검사 : 배란이 아주 불순하고 무월경의 정도가 심하며 호

르몬의 불균형이 심할 때는 염색체 검사를 해보는 것도 도움이 됩니다.

염색체 검사는 혈액을 채취하여 세포내의 46개 염색체를 살펴보는 검사입니다. 검사는 약 10~12일 정도 걸리며, 특히 습관성 유산이 잘 되는 경우에도 필요한 검사입니다.

성교 후 자궁경부의 점액에서 정자를 확인해 보는 '성교 후 검사'가 정상이라 하더라도 정액검사를 또 해야 할까요

성교 후 검사(postcoital test)는 성교 후 약 2~8시간 후에 자궁경부의 점액을 채취하여 현미경으로 검사해 점액 내부에 정자가 있는가, 없는가를 알아보는 검사입니다.

이때 운동성이 좋은 정자가 한 시야에서 5마리 이상 보이면 정상으로 판정합니다. 이 정상이란 의미는 첫째, 자궁경부 점액이 정자가 움직이는 데 지장을 주지 않는 좋은 상태라는 것이고 둘째는 성교가 제대로 이루어졌다는 것입니다. 물론 정자를 한 마리라도 발견했다면 최소한 정자가 전혀 없는 무정자증은 아니라는 것이 증명된 셈이지요.

    그러나 성교 후 검사가 정상이라고 하더라도 그것이 꼭 정액상태
가 정상이라는 것이 아닙니다. 실제로 사정된 정액을 검사해 보면 운
동성이 나쁘거나 형태가 정상이 아닌 정자가 많음에도 불구하고 성
교 후 검사로 보는 정자는 거의 정상형태의 정자만 보이기 때문입니
다. 자궁경부 점액 자체가 비정상적인 정자를 필터처럼 걸러 비정상
적이고 운동성이 나쁜 정자는 아예 경관내의 점액 안으로 들어가지
도 못하는 것이지요. 따라서 형태학적인 정자의 이상여부는 성교 후
검사로는 전혀 가릴 수 없습니다.

    그러나 한 시야에서 20마리 이상의 정자가 성교 후 검사에서 보
일 때는 실제로 운동이 정상적인 정자수가 2000만 마리/ml 이상이 된
다고 추측할 수 있습니다. 따라서 정상적으로 임신이 가능한 숫자라
는 것을 추측은 할 수 있지만 전체적인 정자의 형태와 운동성에 대한
정보는 전혀 알 수가 없기 때문에 성교 후 검사로 정액검사를 대치할
수는 없습니다. 그래서 성교 후 검사와 정액검사 모두가 필요한 것이
지요.

9

배란기가 언제인지 알 수 있는 방법에는 어떤 것이 있을까요

배란기란 쉽게 말하면 임신이 가능한 시기입니다. 불임치료에서는 이 시기를 정확하게 잡는 것이 중요합니다. 배란시기를 예측하는 방법에는 다음과 같이 여러 가지가 있습니다.

기초체온표를 재는 법 : 누구나 마음만 먹으면 혼자서 할 수 있는 가장 간단한 방법입니다. 매일 아침 일어나 잠자리에서 움직이지 않은 상태에서 기초체온을 체크하여 기록해 보면 배란이 언제 일어났는지를 알 수 있습니다. 저온기에서 고온기로 넘어가는 중간쯤에서 배란이 일어납니다. 그러니까 고온기가 나타나는 바로 전날 밤에 배란이 일어나는 것이지요. 따라서 이 기초체온표로는 배란시간을 미리 예측할 수는 없고, 배란이 지난 다음에 확인만 가능한 셈입니다.

자궁경부의 점액 관찰법 : 배란 직전에는 여성호르몬인 에스트로겐이 증가하여 자궁경부의 점액이 물처럼 맑아지고 양도 많아집니다. 이 방법은 자기 혼자 스스로 손가락끝을 질 속에 살짝 넣어서 점액을 묻혀 보아서 점액의 늘어나는 정도가 얼마나 좋은가, 색깔은 탁하지 않고 맑은가를 보거나, 속옷이 젖는 느낌으로 얼마나 양이 많은지 알 수도 있습니다. 이 방법도 혼자 하기가 어렵고 자신이 없을 때는 불임클리닉에서 검사하면 정확합니다.

단, 이 방법은 자궁경부의 이상으로 배란기인데도 전혀 배란 점액이 안 나오거나 빈약하게 나오는 경우에는 도움이 안 됩니다. 때로 배란기를 중심으로 며칠간 계속 점액지수가 높게 나오는 사람도 있으므로 이 방법만으로 배란일을 예측하기가 어려울 때도 있습니다.

혈액내의 호르몬 검사 : 혈중의 여러 가지 호르몬, 즉 에스트로겐, 프로게스테론, 황체화호르몬(LH)을 매일 그것도 여러 차례 채혈하여 검사를 한다면 가장 정확한 배란일을 예측할 수 있습니다. 그러나 우선 경제적으로 부담이 되고, 그 때마다 채혈한다는 것은 환자에게 지나친 부담감을 주어 현실적으로 적합하지 않습니다.

호르몬(LH호르몬) kit를 이용한 소변검사 : 다른 호르몬과 교차반응(cross reaction)을 최대한 작게 일어나게 만들어 비교적 정확한 측정을 할 수 있고, 간단하고 쉽게 할 수 있어 하는 방법만 설명해 주면 자기 혼자서도 할 수 있습니다.

필요한 시간도 불과 2~3분으로 손쉬운 방법입니다. 이 검사에서 만약 양성으로 나온다면 앞으로 24~48시간 내에 배란이 일어날 수 있다는 예측이 가능합니다. 때로 결과가 배란과 반드시 일치하지 않을 수도 있으므로 환자 혼자서 이 소변검사만을 믿고 배란시기를 임의로 정하지 말고 전문의와 상담하면 보다 정확합니다.

초음파를 이용하여 난포 크기를 측정하는 방법 : 난포는 대개 18~20mm 정도 크면 배란이 됩니다. 그러나 배란이 되어 난포가 터진다면 배란을 확실하게 확인할 수는 있지만 난포크기만으로 미리 배란시간을 예측하기는 어렵습니다.

이처럼 배란시간을 아는 방법에는 여러 가지가 있습니다. 그 중

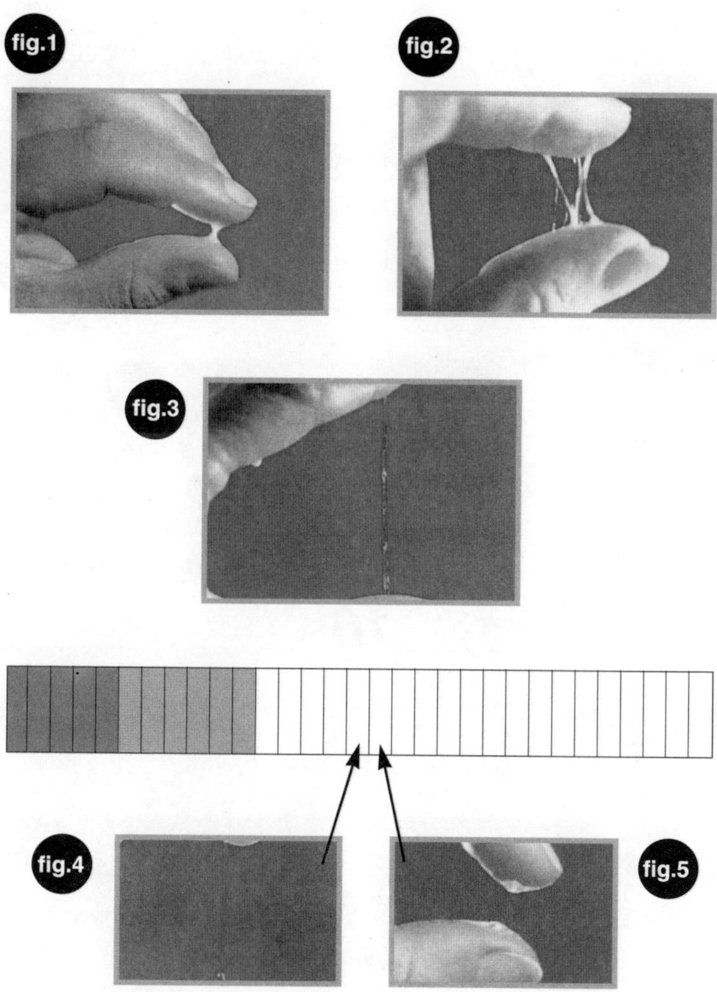

그림 4-1 배란기 때는 자궁경부의 분비물이 실처럼 늘어난다.- fig.3

어느 한 가지 방법만이 가장 좋고 정확하다고 말하기는 어렵고, 방법마다 단점과 장점이 있습니다. 또 환자마다 특성이 서로 다르기 때문에 가장 정확하게 배란시간을 잡기 위해서는 환자는 기초체온을 기본적으로 성실하게 체크하고, 정확히 하기 위해서는 전문의의 도움을 받아야 합니다. 초음파로 난포의 상태를 체크하고, 점액상태를 직접 눈으로 관찰하며, 소변 LH검사 등을 모두 해 종합적인 소견을 합할 때 가장 정확한 배란시간이 나옵니다.

10

자궁난관 조영술에서 이상이 없는데도 꼭 골반경 검사를 해야 할까요

자궁난관조영술 결과 아무 이상이 없는데도 1년 이상 계속 임신이 안 될 때는 골반경 검사를 꼭 해야 합니다. 왜냐하면 자궁 난관 조영술에는 양쪽 나팔관이 막히지 않고 잘 통하고 자궁내막이 깨끗하다고 해도 이것만으로는 염증에 의한 유착, 자궁내막증 등 불임 여성에게 흔히 발견되는 병변을 알아낼 수 없기 때문입니다.

또한 나팔관 촬영에서 난관에 아무런 이상이 없는데도 골반경 검사에서는 막힌 경우도 있고, 반대로 사진상에는 막힌 것처럼 나왔는데도 골반경에는 아무 이상이 없는 경우도 있습니다. 나팔관촬영조경술소견과 골반경 소견이 일치하지 않는 경우는 약15% 정도입니다.

그러므로 자궁난관조영술 후 아무 이상이 없으면서 임신이 계속 안 될 때는 골반경 검사를 받아보는 것이 좋습니다. 골반안의 전체적인 모습을 한 눈에 살펴볼 수 있고, 나팔관의 운동을 방해하는 주위의 염증이나 유착, 골반강 내의 자궁내막증 등을 발견할 수 있습니다. 또 정도가 심하지 않으면 바로 치료까지 가능합니다. 진단 목적으로 하는 골반경 검사는 시간도 짧게 걸리고, 통증없이 간단한 마취를 하기 때문에 접낼 필요가 없으며 대개는 그날 바로 귀가할 수 있습니다.

11.

성교 후 검사에서 정자가 모두 죽어 있거나
움직이지 않거나 전혀 안 보일 때 생각할 수 있는
가능성은 무엇일까요

첫째, 전혀 정자가 안 보이는 경우에는 우선 무정자증일 수 있으므로 남편의 정액검사를 즉시 시행합니다.(그러나 실제로는 무정자증이 아닌 경우가 많으므로 환자에게 미리 이야기할 필요는 없습니다. 또 한 번 검사만으로는 정확치 않으므로 이런 경우에는 한, 두 번 검사를 더해야 합니다.)

둘째, 만약 정액검사 결과 전혀 이상이 없는데도 불구하고 성교 후 검사에서 전혀 정자가 보이지 않을 때는 부부의 성교방법 자체에 문제가 있을 수 있겠지요.

셋째, 젤리 같은 윤활제를 성교시 사용했는지 확인해야 합니다. 왜냐하면 이러한 물질이 정자를 죽이는 작용이 있기 때문입니다.(그러나 식물성 오일은 정자의 운동에 전혀 지장을 주지 않으므로 윤활 목적으로 사용해도 관계가 없습니다.)

넷째, 자궁경부에서 배란기에 나오는 물 같은 분비물이 전혀 나오지 않는 경우에는 정자가 들어가기가 어려우므로 자궁경부의 이상 여부를 확인해야 합니다.

다섯째, 정액 소견이 지극히 정상인데도 성교 후 검사에 비정상적으로 나올 때는 경부 분비물의 산도를 측정해 봅니다. 정자는 산성에서 그 운동성이 크게 약해집니다. 측정 결과 pH가 7이하로 강한 산성이면 소오다수($NaHCo_3$) 한 수저(1Ts) 정도를 약 1리터 정도 물에 섞어 경부 입구까지 세척해 주고 다시 검사하면 결과가 확실히 좋아집니다. 그러므로 산도가 문제된다면 성교 직전에 소오다수로 세척해 주면 도움이 됩니다.

여섯째, 정자가 전혀 안 보이거나 잘 안 움직이거나 특히 앞으로 전혀 나아가지 못하고 제자리에서 꼬리만 흔들고 있는 경우(shaking movement)에는 반드시 정자항체 검사를 해보아야 합니다. 만약 정자에 대한 항체가 발견된다면 면역학적인 원인에 의한 불임일 가능성이 있겠지요.

일곱째, 배란날짜를 정확히 잡지 못한 경우에도 결과가 잘못 나올 수 있으므로 유의해야 합니다.

성교 후 검사는 간단하지만 이처럼 많은 정보를 얻을 수 있기 때문에 유용하게 쓰입니다. 성교 후 검사에서 잘 움직이는 정자가 보인다는 것은 일단 성교 자체에 문제가 없고, 산도에도 문제가 없다는 것을 증명합니다. 더욱이 한 시야에서 정자가 20마리 이상 보인다면 최소한 정액에서 정자수가 2000만 마리/ml 이상 되리라는 계산이 가능하고, 이런 경우는 거의 정액검사가 정상일 확률이 많습니다. 그러나 혹자는 성교 후 검사가 정상이든 비정상이든 결국 치료는 자궁내 인공수정과 배란촉진제를 쓰기 때문에 별로 의미가 없지 않느냐는 반론을 펴기도 합니다.

12

자궁나팔관조영술을 하고 나면 왜 자연적으로 임신이 더 잘 될까요

자궁나팔관조영술은 가장 기본이 되는 중요한 불임검사 중 하나입니다. 이 검사를 하고 나면 임신이 자연히 잘 되는 경우가 많아 일석이조의 효과를 얻기도 합니다.

그것은 다음과 같은 이유에서 효과가 있습니다. 첫째, 촬영 때 쓰이는 조영제가 나팔관 내부를 깨끗이 청소해 주는 역할을 함으로써 나팔관 안에 끼어 있는 점액 찌꺼기등을 제거해 줍니다. 둘째, 조영제가 나팔관을 통과하는 순간 나팔관을 반듯이 펴주는 역할을 해서 주위의 웬만한 유착을 모두 제거해 줍니다. 셋째, 나팔관내의 섬모를 자극시킴으로써 그 운동성을 활발하게 합니다.

때문에 특별한 문제가 없는 경우나 시간적으로나 연령적으로 임신을 급하게 서두르지 않아도 된다면 자궁나팔관 촬영조영술 후 약 6개월 정도는 차분히 기다려보는 것도 좋습니다.

13

정자의 생식능력을 예측하려면 정액검사시
어떤 점을 더 주의깊게 보아야 할까요

전통적으로 해온 정액검사는 단순히 정자의 숫자와 운동성이 있는 정자가 얼마나 차지하고 있는가를 보는 것입니다. 그러나 이 방법은 개인에 따라, 세는 방법에 따라 오차가 많습니다. 컴퓨터로 센다고 해도 정자가 아닌 다른 세포를 정자로 간주할 수 있으므로 오차가 생

긴다고 합니다.(CASA) 따라서 이 결과만으로 임신능력을 판정하기에
는 정확도가 떨어집니다.

　실제로 WHO에서 정상 수준이라고 규정해 놓은 정액검사의 기준
에 못 미쳐도 임신이 잘 되는 경우도 있고, 그 기준보다 훨씬 많아도
임신이 안 되는 경우도 많습니다. 따라서 단순한 정자의 숫자와 운동
성이 있는 정자의 비율을 보는 것보다는 활발하게 운동하는 정자의
수를 직접 세는 것이 오차를 줄일 수 있어 정자의 생식능력을 평가하
기에 정확합니다.

　정자수가 500만 마리/ml 이하이고, 운동성이 있는 정자는 20% 이
하일 때는 확실히 임신율이 떨어지기는 합니다. 전체적인 정자수가
적어 비록 WHO기준에 못 미치더라도 만약 활발하게 움직이고 있는
정자가 1000만 개/ml 이상이라면 임신예후는 아주 좋다고 할 수 있습
니다.

　또 운동성이 있는 정자를 세는 것 외에도 정자의 형태, 운동 형태,
운동 속도를 보는 것도 임신예후를 결정하는 중요한 요소입니다. 정
자의 머리가 한 쪽으로 치우친 경우, 운동형태가 앞으로 나아가지 못
하고 옆으로만 움직이는 경우는 모두 예후가 좋지 않습니다.

제 5 장

불임의 첫 치료단계, 인공 수정

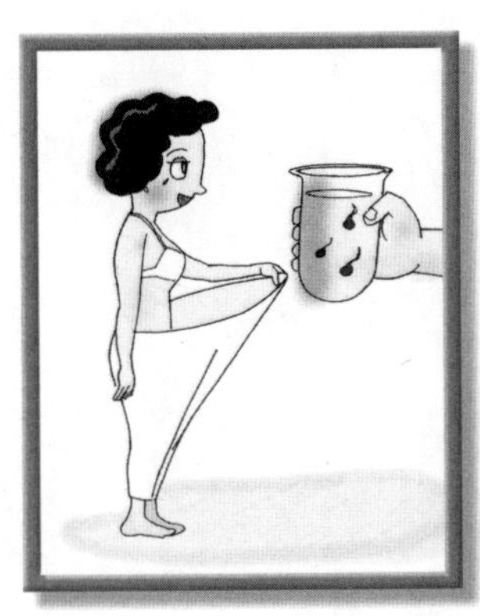

인공수정이란 어떠한 불임치료법이며,
힘들고 통증이 심하지는 않을까요

　인공수정이란 불임치료 중 가장 많이 쓰이는 치료법입니다. 과거에는 신체적으로 혹은 정신적으로 문제가 있어 사정이 안 되는 경우나 무정자증일 때 비배우자 정액을 이용할 경우에만 인공수정을 했으나 요즘은 불임치료의 첫 단계로 쓰이고 있습니다.

　과거에는 아무 처치도 않은 정액중 일부분을 그대로 사용했으나 균감염, 제거되지 않은 단백질 성분에 대한 알레르기 반응 등이 문제되어 현재는 특수한 정자처리를 한 후에 쓰고 있습니다.

　정자처리를 하기 위해서는 우선 정자를 채취한 후 실온에서 약 30분~1시간 정도 방치해 두면 자연히 액화되어 물처럼 풀어지게 됩니다. 이때 여러 가지 배양액을 이용하여 원심분리 등을 하여 정자를 처리하게 되면 운동성이 좋고 형태학적으로 건강한 정자만을 얻을 수 있게 됩니다. 또 정장액 중에서 임신하는 데 방해가 될 수 있는 푸로스타글란딘 성분 등을 최소한 줄여 임신하기에 좋은 상태로 만듭니다. 이렇게 처리된 정자를 배양액과 섞어 가는 카테타를 이용하여 자궁 속이나 혹은 복강 안, 나팔관 안에 직접 주입해 주는 것이 인공수정입니다.

　정액은 인공수정을 하기로 계획된 날 남편과 함께 방문하여 받거나 혹은 집에서 미리 준비된 용기에 정액을 받아 1시간 내에 갖다 주면 됩니다. 인공수정은 전혀 통증도 없고 힘이 들지 않는 시술입니다. 과배란 약제와 함께 씀으로써 임신효과를 크게 높일 수 있는 불임의 치료방법입니다.

어떠한 경우에 인공수정을 할까요

인공수정은 시술 자체가 고통스럽거나 힘들지 않고 간편하기 때문에 불임클리닉에서 가장 많이 쓰고 있는 치료법입니다. 특히 다음과 같은 경우에 인공수정을 많이 합니다.

첫째, 남편의 정자수가 건강하지 않을 때 가장 많이 인공수정을 합니다. 정자 숫자가 2000만 마리/ml 이하로 적거나 활동성이 적은 정자가 많을 때, 혹은 기형상태의 정자가 많을 때는 정액을 처리하여 활동성이 좋은 정자만을 선택하여 그 농도를 높여 사용합니다.

둘째, 성교 후 검사결과가 좋지 않은 경우에도 인공수정을 바로 시작하는 것이 좋습니다. 여성의 자궁경부에 감염이 있거나, 혹은 배란기에 점액상태가 빈약할 때, 자궁경부에 과도한 전기소작술이나 원추절개술로 인해 경부의 점액이 정자가 오래 보존되어 생존하기에 적당하지 않을 때는 바로 경부를 통과하는 효과가 있는 인공수정을 함으로써 극복할 수 있습니다.

셋째, 면역학적으로 정자항체가 문제될 때 역시 정자의 활동성이 저하되고, 수정능력이 떨어지므로 인공수정을 하면 좋습니다.

넷째, 특별한 원인이 없는데도 계속 임신이 안 되는 경우에는 가장 먼저 인공수정으로 치료를 시작합니다.

3

인공수정을 할 때 정자를 몇 마리나 넣어 주어야 임신이 가능할까요

인공수정은 정자를 배양액에서 처리한 후 농축된 정자를 약 0.3~0.4cc정도 넣어 줍니다. 주입해 주는 정자의 수는 최소한 100만 마리 이상은 되어야 의미가 있습니다. 왜냐하면 인공수정시 넣어주는 정자수와 임신율은 직접적으로 관계가 있어 100만 마리 이하의 정자를 넣어 주었을 때는 거의 임신이 안 되기 때문입니다. 따라서 정자처리 후 100만 마리 정도의 수가 안 되는 빈약한 정자는 인공수정에 적합하지 않고 이런 경우는 바로 시험관아기시술을 하는 것이좋겠지요.

그러나 정자를 무조건 많이 넣어 준다고 해서 임신율이 높아지는 것은 아닙니다. 1,500만 마리 이상을 넣어 줄 때는 더 이상 숫자가 늘어나도 임신은 증가하지 않습니다. 숫자를 더욱 늘려 2,000만 마리 이상을 넣어 주면 임신율은 그대로이면서 오히려 다태아 임신율만 높게 나옵니다. 따라서 인공수정을 할 때 가장 이상적인 정자수는 100만 이상~1, 500만 마리가 되겠고, 이 범위 내에서는 가능하면 정자가 많을수록 임신율이 좋아진다고 할 수 있습니다.

4

인공수정은 어떻게 하는 것이 가장 효과가 좋을까요

기본적인 불임검사에서 해부학적인 이상, 즉 나팔관이 막혔다거나 자궁에 이상이 있다거나 종양이 있다거나 하는 이상이 없을 때 가장 먼저 치료해보는 방법이 인공수정입니다.

인공수정은 어떻게 하느냐에 따라 임신율에 많은 차이가 있습니다. 단순히 소변검사로 LH검사를 하거나 초음파로 체크하여 배란기를 맞춘 다음 인공수정만을 단독으로 했을 때보다는 과배란 약제를 쓰면서 인공수정을 했을 때가 임신율이 4배 정도 더 높아집니다.

재미있는 것은 과배란 약제 중에서도 클로미펜만을 단독으로 쓰거나 혹은 클로미펜과 FSH나 LH 같은 성선자극호르몬을 함께 쓰는 것보다는 순수하게 성선자극호르몬을 쓴 후 인공수정을 할 때 임신율이 더 높아집니다. 물론 약제만을 쓰고 인공수정을 하지 않으면 임신율이 더 낮습니다. 또 배란기 때 인공수정을 한 번 하는 것보다는 한 주기에 두 번 해주는 것이 임신율이 더 증가합니다. 그러므로 가장 효과가 좋은 방법은 성선자극호르몬만으로 과배란 유도를 한 후 HCG주사를 주고 나서, 그 다음날 하루 간격으로 두 번 인공수정을 하는 방법입니다.

5

남편이 아닌 비배우자의 정액을 이용하는 공여자 인공수정은 어떤경우에 가능할까요

배우자인 남편의 정액으로 임신할 수 없어서 제3자인 타인의 정액을 구해서 임신을 시도하는 경우로 정자은행에서 정자를 구해야 합니다. 이 시술은 현재 우리나라 '대한의학협회'에서 정한 기준에 따라 다음과 같은 경우에 행해지고 있습니다.

첫째, 남편이 고환의 이상으로 인해 전혀 정자가 나오지 않는 무정자증이거나 수가 아주 부족한 희소정자증을 가진 경우.

둘째, 남편에게 유전학적인 문제가 있을 때.

셋째, 부상, 수술, 약물투여 혹은 방사선 치료나 정신과적 문제로 사정기능에 장애가 있는 경우.

넷째, 남편이 RH양성이고 부인이 음성이면서 심한 감작이 된 경우(isoimmunization).

위의 경우 남편의 정액으로 임신될 경우 여러 가지 위험한 상황이 생길 수 있으므로 공여자 인공수정을 할 수 있습니다.

6

인공 수정은 어느 때, 어떻게 해야 임신효과가 좋을까요

정자는 사정 후 48시간이 지나도 수정능력이 있지만 난자는 배란 직후 12시간 이내가 수정능력이 가장 좋습니다. 따라서 배란시기에 가장 근접하게 인공수정을 해야 임신이 잘 됩니다. 그러므로 배란시기를 정확하게 잡는 것이 중요합니다. 배란은 자연주기일 때는 질초음파를 사용하여 난포가 16mm 정도 되면 점액 상태 LH kit를 이용하여 미리 예견을 하는데, LH 양성 후 12~24시간 내에 인공수정을 합니다. 배란약제를 사용한 경우에는 HCG 약제를 주사한 뒤 18시간과 42시간 후 두 번, 인공수정을 하는 것이 가장 좋습니다. 연이어 정자를 받기가 부담스러우면 두 번째 인공수정은 전날 정액 중 남은 것을 냉동시켜 사용해도 좋고, 그 전에 미리 준비하여 냉동한 것을 사용해도 임신율이 좋은 것으로 알려져 있습니다. 한 주기에 1회 인공수정을 하는 것보다는 과배란 약제를 쓰면서 한 주기에 2회의 인공수정을 하면 임신율이 훨씬 높아집니다.

7

공여자 인공수정을 할 때는 어떤 주의사항이 있을까요

정자 공여자의 정액을 사용하여 인공수정을 할 때는 공여자는 최소한 성병, 유전병이 없는 건강한 정액이어야겠지요. 또한 비배우자의 정액을 공여받아 임신이 되었을 때의 법적·윤리적인 주의사항에 대해 대한의학협회의 '인공수태윤리에 대한 선언'에서 제시한 정자 공여자의 최소한 조건은 다음과 같습니다.

1 정신적·육체적으로 건강한 젊은 남성으로 간염, 매독, 에이즈 등 정액을 매개로 전파될 수 있는 질환이 없다고 판정받아야 한다. 따라서 비배우자간 인공수정을

할 때는 최소한 6개월간 냉동시킨 정액을 사용하되, 저장 이후 에이즈 검사에 이 상이 없을 때만 사용이 가능하다.

2 정액검사 소견이 정상이어야 한다.

3 정액 공여자의 신분은 비밀에 부쳐지며 공여 정액이 비배우자 인공수정 시술뿐 아니라 의학분야의 연구에도 이용될 수 있고, 그 결과의 공개를 요구할 수 없음에 동의해야 한다.

4 정액 공여자는 어떠한 경우라도 비배우자 인공수정 시술로 태어나 신생아에 대해 친자관계를 요구할 수 없음에 동의해야 한다.

5 정액 공여자는 한민족의 혈통을 지닌 자로 한다. 다만 피시술자 부부 중 일방이 한민족이 아닌 경우에는 예외로 한다.

그 외에 주의할 것으로 첫째, 공여자의 가계 내에 유전질환이 없어야 하고 둘째, 최소한 평균이상의 지력(intelligence)이 있어야 하며 셋째, 혈액형 · 체격 · 키 · 색깔 등을 고려한다. 또 비배우자간 인공수정시술을 받을 때 부부가 지켜야 할 사항은 다음과 같다.

1 부부간에 시술에 대한 협의를 거친 후 남편의 동의하에 합의가 이루어져야 한다.

2 비배우자간 인공수정으로 태어난 신생아를 정상적으로 양육할 능력이 있어야하고, 법적 · 재산적 · 도덕적 지위 및 그 외의 모든 조건을 친자와 동일하게 한다.

3 태어난 태아 및 신생아에 대해 도덕적 · 사회적 및 법적 문제를 포함한 모든 책임을 진다.

4 정액 공여자의 신분에 대한 비밀 보장에 동의해야 하며, 정액 공여자의 부성부인(父性否認)에 대해서도 수혜자는 법적 이의를 제기하지 않을 것에 동의해야 한다.

5 자연임신에서와 같이 임신 중 유산, 이상임신 및 합병증 등이 있을 수 있고 분만 및 출산아에도 이상이 있을 수 있음을 이해해야 한다.

인공수정은 몇 차례까지
시도하는 것이 좋을까요

인공수정은 약 3~4회까지 지속적으로 반복했을 때 임신율은 주기를 거듭할수록 좋아집니다. 따라서 한, 두 번 인공수정을 해서 임신이 되지 않는다고 포기하면 좋은 결과를 얻지 못합니다. 그러므로 환자에게 미리 이런 점을 잘 설명해 지속적인 치료를 받을 수 있도록 이끌어주어야 합니다.

그러나 6회 이상부터는 거의 임신율의 증가가 없습니다. 특히 정액의 소견이 좋지 않은 남성불임이나 원인불명의 불임에는 정자의 수정능력 자체를 확신할 수 없으므로 언제까지 인공수정만 하고 있을 수는 없겠지요.

따라서 6회 정도까지 인공수정을 시도했는데도 임신이 안 되었다면 더 이상 계속할 의미가 없습니다. 이때는 시험관아기시술로 방향을 바꾸는 것이 좋고, 그 결과 정자의 수정능력 자체에 문제가 있음이 확실해지면 미세 정자주입술을 하면 됩니다.

9

인공수정을 할 때 정자는
어느 부위에 넣어 줄까요

인공수정을 위해서는 채취한 정액을 특수한 배양액을 사용하여 적절한 처리를 한 후에 운동성이 좋고 형태가 건강한 정자만을 골라 사용하게 됩니다. 처리된 정자를 높은 농도로 농축시켜 여성생식기 내로 직접 넣어 주는데 여성생식기 중 조건과 상황에 따라 각기 여러 부위에 넣어 줄 수 있으며, 그 부위에 따라 다음과 같이 나뉘어집니다. 시술 후 전혀 통증이 없고 시술 후 30~60분 후에 귀가할 수 있습니다.

질내 인공수정(intravaginal insemination) : 질 내부에 정액을 넣어 주는 방법인데 밖으로 흘러나와 버릴 수 있으므로 정자손실이 너무 많은 것이 단점입니다.

자궁경부내 인공수정(intra cervical insemination) : 자궁경부 내에 정액을 넣어 주는 방법인데 경부의 점액상태가 아주 좋을 때 사용합니다. 그러나 역시 정자손실이 많을 수 있습니다.

자궁내 인공수정(intrauterine insemination) : 자궁강 내부에 카테타를 사용하여 정액을 넣어 주는 방법인데 자궁경부의 선조직을 손상시키지 않도록 아주 조심스럽게 넣어 줍니다. 약 30분 정도 누워 있다가 귀가시킵니다. 0.3~0.5cc 정도 양을 사용하는데 너무 많은 양을 넣어 주면 복통을 일으키고, 자궁수축으로 흘러나와 버립니다.

복강내 인공수정(intraperitoneal insemination) : 자궁와 천자를 하

여 정자를 복강 안으로 넣어 주는 방법입니다.

나팔관 인공수정(intratubal insemination) : 정자를 특수 카테타를
이용하여 직접 나팔관에 넣어 주는 방법입니다.

제 6 장

불임을 치료하는 최신첨단의 보조생식술

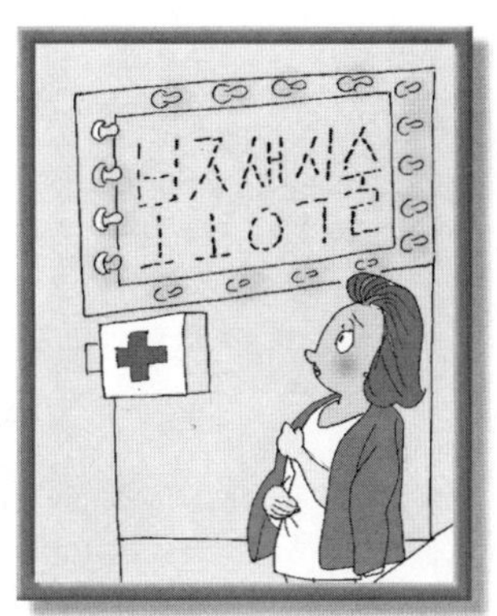

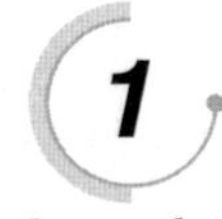

보조생식술이란 어떤 시술을 말할까요

　보조생식술(ART ; assisted reproductive technology)이란 여성의 난소에서 난자를 직접 채취하여 시술하는 모든 방법으로 가장 첨단적인 불임의 치료방법입니다.

　인간의 가장 근본이 되는 생식세포는 정자와 난자입니다. 그 중 정자는 사정시 받은 정액을 처리하여 비교적 쉽게 구할 수 있지만 인간의 난자를 직접 뽑아서 수정을 시킨다는 것은 시험관아기시술이 나오기 전까지는 감히 상상도 못하던 일이었습니다.

　세계적으로 현재 사용되고 있는 여러 가지 보조생식술은 다음과 같습니다.

　IVF : 여러 가지 보조생식술 중에서 가장 처음 이루어지고 아직도 제일 많이 사용되고 있는 것은 시험관아기시술입니다. 난자와 정자를 체외에서 수정시킨 후 3~4일 뒤 모체의 자궁으로 배아를 이식시켜 주는 방법이지요.

　GIFT : 일명 '나팔관 아기'라고도 하며 난자와 정자를 직접 나팔관 안에 넣어주는 방법입니다. 우리 체내에서 수정이 나팔관에서 이루어지기 때문에 가장 인체의 생리에 맞추는 방법으로 실제 임신율도 시험관아기시술보다 더 높습니다.

　ZIFT, TET, POST : 나팔관아기시술의 경우에는 수정을 확인하지 않고 바로 난자와 정자를 나팔관에 넣어주므로 이후에 수정이 잘 일어나는지 확인이 안 되는 문제가 있습니다. 나팔관에 수정된 배아를 이식하는 이 방법은 그런 면에서 보다 확실한 시술입니다.

SUZI, ICSI : 미세 조작술 방법으로 난자 내에 직접 정자를 주입시켜 수정을 더 활성화시키는 방법입니다. 시험관아기시술에서 수정이 잘 일어나지 않는 경우나 심한 남성불임인 경우에 많이 사용합니다.

2

시험관아기시술은 어떻게 하는 것일까요

세계 최초의 시험관아기였던 루이스 조이 브라운 양은 1978년에 영국에서 태어났습니다. 그 이후 세계 각국에서 시험관아기시술에 성공했고, 현재는 우리 나라를 포함하여 약 30여 개 국이 성공했습니다.

시험관아기시술이란 우리 인체 내에서 정상적으로 일어났던 수정과정을 인체 밖에서 인위적으로 이루어지게 하여 임신이 이루어지도록 하는 첨단 과학을 이용한 시술입니다. 다시 말하면 여성에게서 성숙된 난자를 채취하고 남성에게서 인위적으로 정액을 채취하여 배양 접시에서 수정시킨 후, 2~3일 동안을 배양기내에서 배양시켜 여성의 자궁내막으로 이식해 임신이 되도록 하는 방법입니다.

시험관아기시술은 과거에는 양쪽 나팔관이 없거나 막히면 절대적으로 임신이 불가능했던 여성들에게 임신을 가능하게 한 불임시술의 꽃이라고 할 수 있겠지요.

시험관아기 수술 대상은 다음의 경우입니다. 첫째, 여성의 경우 양쪽 나팔관이 모두 막히거나 양쪽 나팔관을 모두 병으로 인해 절제수술을 받은 경우. 둘째, 난관 상태가 좋지 않아 난관 성형수술을 받았으나 실패한 경우. 셋째, 남성불임 중 남편의 정자 수가 부족하거나 운동성이 부족하여 정상적으로 임신이 잘 안 되는 경우 넷째, 인공수정에 여러 번 실패한 경우 다섯째, 원인불명의 불명의 불임인 경우입니다.

시험관아기시술은 크게 4단계로 나뉘어집니다. 첫째, 과배란 유도와 난포 관찰. 둘째, 난자 채취. 셋째, 정자채취 후 시험관내 수정. 넷째, 배아이식이 그것입니다. 시술과정을 한 단계씩 살펴 볼까요?

과배란 유도와 난포 관찰 : 현재 시험관아기시술을 위해 쓰고 있는 약제는 FSH, LH, HCG, GNRH 같이 과배란 유도를 시키는 호르몬 약제입니다. 이러한 약제를 씀으로써 다수의 난자를 한꺼번에 얻어 임신율을 높이는 데 목적이 있습니다.

배란검사는 질 초음파를 이용하여 난포의 성장을 보면서 체크하는 데 대개 2~3일 간격으로 합니다. 난포의 크기가 17~18mm가 되고 여성호르몬인 에스트라디올 농도가 한 개의 난포당 300pg(피코그램)/ml(밀리리터) 이상 되면, 배란이 터지는 약제인 HCG를 근육주사한 뒤 36시간 뒤에 난자 채취에 들어갑니다.

과배란 약제를 쓰는 방법에 따라 단기 투여법과 장기 투여법, 그리고 전혀 약제를 쓰지 않는 자연배란 주기법이 있습니다.

1 장기 투여법(long protocol) : 가장 고전적인 방법으로 가장 많이 쓰이는 방법입니다.

성선자극호르몬 약제인 FSH와 LH약제를 사용하기 전인 생리주기의 황체기 중기부터(월경시작 후 대개 21일~23일째) GNRH 약제를 사용하기 시작하여 HCG주사를 맞을 때까지 투여하는 방법입니다. 월경이 시작되어 3일째 초음파와 호르몬 검사로 자궁내막이 5mm 이하가 되고, LH호르몬이 5IU/ml 이하, E2가 50pg/ml 이하로 떨어지면 충분히 GNRH로 호르몬 저하(down regulation)가 되었다고 보고 성선자극호르몬 투여가 시작됩니다.

이 방법을 사용할 때의 주의사항은 황체기 때부터 약물이 투여되므로 혹시 자연 임신이 될 수 있으므로 그 주기 시작 때부터 피임을 철저히 시키든지, 반드시 임신 여부를 확인하고 시작해야 합니다.

2 단기 투여법(short protocol) : 과배란 유도 주기의 난포기 주기(follicular phase)에 GNRH주사제를 시작하여 HCG 주사일까지 계속 투여하는 방법입니다. 난포기 초기에 GNRH를 사용함으로써 내인성 성선자극호르몬이 다량 분비되는 효과를(flare effect)를 이용하는 것이지요. 성선자극 호르몬은 GNRH시작 후 24시간 후부터 투여합니다. 생리시작 후 2~3일 째부터 사용합니다

그러나 이 방법은 성선자극호르몬과 GNRH호르몬의 용량을 줄이는 경제적인 효과는 있지만, 조기 황체화호르몬 분비증가(premature LH surge)로 인해 임신율이 떨어지므로 사용이 점차 줄고 있습니다.

3 초단기 요법(ultrashort protocol) : 과배란 주기의 난포기 초기(월

경시작 후 2일째)에 GNRH호르몬을 시작하여 3일간만 사용하는 방법입니다. 짧은 기간동안 GNRH를 씀으로써 조기 황체화호르몬 분비(premature LH surge)를 억제할 수 있다는 데 근거를 두고 있는 방법으로 GNRH호르몬의 다량분비 효과(flare effect)를 최대한 이용하는 방법입니다.

4 자연배란 주기를 이용하는 법 : 매달 자연적으로 배란되는 1개의 난자를 이용하는 방법으로 환자가 매일 주사를 맞지 않아도 되고, 경제적이며 자연적이라는 장점을 가지고 있습니다. 그러나 단 한 개의 난자를 이용하기 때문에 과배란 약제를 쓰는 것보다 임신율이 떨어지고, 난자채취 시간을 맞추기 위해서는 수시로 난포를 관찰하고 호르몬 검사를 자주 해야 하는 불편이 있어 현실적으로 어려움이 많습니다.

난자 채취 과정 : 시험관아기시술 초기에는 복강경을 이용하여 난자 채취를 했으나 전신마취를 하는 등 환자가 받는 부담이 컸습니다. 그러나 질 초음파를 이용해 초음파 푸르부에 채취바늘을 연결하여 난자를 흡입함으로써 간단히 정맥마취만으로도 통증을 느끼지 않고 시행이 가능해졌습니다.

환자는 입원하지 않고 몇 시간 정도만 회복하고 나면 바로 귀가할 수 있습니다. 난소가 자궁 위에 유착되어 있는 경우에는 자궁내막을 통과하여 난자를 채취하기도 하고, 자궁경부를 감자로 힘을 주어 당기면 내막을 통과하지 않고 채취할 수도 있습니다. 간혹 부작용으로 출혈, 염증이 있을 수 있으므로 세심한 주의를 요합니다.

시험관내에서의 수정 단계 : 배양액은 Ham's F-10을 기본 배양액으로 하여 여러 단계의 관리를 하면서 사용했으나 최근 아주 간편한 배양액이 나와 있습니다.

공배양(co-cluture)를 이용하여 배양액 내의 독성물질을 제거하고 배아가 잘 성장하여 blastocyst까지 자라도록 하는 배양방법을 써서 보다 임신율을 높이려는 시도를 하고 있습니다.

수정은 정자의 상태가 좋으면 5~10만개 정자를 난자가 있는 배양 접시에 넣어 줍니다. 만약 수정률이 30~40% 정도로 빈약하면 정자의 수정능력에 문제가 있는 것으로 보고 미세 정자주입술(ICSI)을 시행합니다.

배아이식 단계 : 시험관아기시술의 마지막 단계인 배아이식은 수정된 배아를 2일~5일 정도까지 배양하여 4세포기 또는 포배기 상태로 분화된 배아를 자궁 안에 심어주는 단계입니다. 배아를 이식하는 기술에 따라 수정란의 착상이 잘 되어 임신이 되기도 하고, 안 되기도 합니다. 그만큼 배아이식은 시험관아기시술에 있어서 중요한 과정입니다.

시험관아기시술이 시작된 초기에는 배아이식을 자궁저부(fundus) 가까이, 즉 상당히 자궁속 내부 깊은 곳에 이식했는데 요즘은 오히려 자궁의 입구 가까운 쪽, 다시 말하면 자궁경부를 통과하여 0.5~1cm 정도에 해당하는 곳에 이식합니다.

배아를 이식할 때는 가능한 소량의 배양액을 사용하고, 시술시 될 수 있으면 천천히 이식하여 자궁내의 압력이 갑자기 상승하면서 수정란이 갑자기 빠져 나와 버리거나 착상에 방해가 안 되도록 해야 합니다.

배아이식을 순조롭고 자궁경부에 전혀 손상을 주지 않으면서 매끄럽게 잘 하려면 생리주기 초기에 자궁의 위치, 구부러진 정도 등을 정확히 파악하는 과정이 필요합니다. 만약 자궁경부가 딱딱하고 몹시 좁아서 길이 좋지 않을 때는 해가(hegar)를 사용하여 주기 초기에 미리 확장시켜야 합니다.

이식 후 3~4시간은 절대적으로 조용한 가운데 안정하고, 이식직후 부부관계나 무리한 활동은 피하는 것이 좋습니다. 이식된 배아가 자궁내막에 착상이 잘 되어 임신이 되도록 프로게스테론을 50~100mg씩 매일 근육주사합니다.

3

시험관아기시술에서 종래의 2일 후 배아이식과 3일후, 5일후 배아이식은 어떤 차이가 있을까요

배아이식은 시험관에서 수정된 배아를 자궁 안에 넣어주는 단계입니다. 대개의 경우 난자채취를 한 후 특별한 문제가 없으면 48시간 후에 자궁 안으로 배아를 이식합니다. 그러나 요즘은 배양기술과 배양액을 더 다양하게 개발하여 3일 후, 5일 후에 이식을 하기도 합니다.

정상적인 임신이면 나팔관의 팽대부에서부터 수정된 배아가 자

궁 속에 들어가 착상하기까지에는 약 4~5일이 걸립니다. 따라서 수정된 후부터 착상까지는 이 정도의 시간이 걸리는 것이 가장 자연스러운 기간입니다.

그러나 시험관아기시술에서는 주로 48시간을 배양하여 4세포로 분할되면, 즉 2일 후에 배아이식을 합니다. 따라서 시간적으로 자연임신과 비교해 보면 상당한 차이가 있습니다. 사실 시험관아기시술 후 건강한 아기가 태어날 확률이 아직도 20%를 넘지 못하는 이유 중의 하나가 착상을 너무 빨리 서두르고 있기 때문이 아닐까 하는 것입니다.

그럼에도 체외에서 48시간보다 훨씬 길게 4~5일까지 배양하기에는 여러 가지 어려움이 많습니다. 건강하지 못한 배아들은 도중에 모두 분화가 정지되고 죽기 때문입니다. 그러나 배양액에 더 많은 영양소를 조절하고 더 고도화된 기술로 3일 정도 배양하면 6~8세포로 분할되고 5일 정도까지 배양하면 포배기까지 분할됩니다.

종래 방법대로 2일간 배양을 해보면 4세포로 분할이 잘 되어 건강하게 보이던 배아들도 3~5일까지 배양을 계속하면 건강한 배아만 계속 분할을 하고, 건강하지 않은 배아는 도중에 중지되므로 이러한 장기 배양은 실제로 채취된 난자수가 많아야 부담없이 할 수 있습니다. 어떤 배아가 계속 성장을 잘 할 것인가는 4세포기에는 판단하기 어렵습니다.

따라서 2일 배양법은 정확히 앞으로 잘 자랄지 에 대한 배아의 건강도를 전혀 모르고 무작정 넣어 준 것이기 때문에 임신율이 낮을 수밖에 없습니다. 반면 3일 이상을 버틴 배아들은 비교적 건강하다는 증거가 되고, 자연적인 날짜에 가까우므로 임신율이 좋습니다.

이런 장기 배양법들은 두 가지 점에서 의미가 있습니다. 첫째는 임신율이 2일 배양한 것보다 상당히 높다는 것이고, 둘째는 확실하게 분할된 건강도가 높은 배아를 이식하는 것이기 때문에 대개 3개 정도만 이식해 다태아 임신을 확실히 줄일 수 있습니다.

4

미세 정자주입술은 어떤 경우에 시술할까요

난자와 정자가 만나 수정이 이루어지기 위해서는 여러 가지 단계를 거쳐야 합니다. 즉 정자가 수정능력을 갖춘 다음(capacipitation) 난자의 투명대와 결합되어야 하며, 그후에는 난자 안으로 정자가 뚫고 들어가야 비로소 수정이 됩니다. 미세 보조생식술은 이러한 중간 과정들을 생략하고 정자를 바로 난자와 만나도록 해주는 미세 조작술입니다.

미세 보조생식술에는 난자의 투명대를 찢어서 정자를 밀어 넣는 방법(partial zona pellucida dissection ; PZD)과 투명대 바로 밑에 정자를 밀어 넣어 주는 방법(subzonal sperm insertion ; SUSI), 그리고 아예 난자의 세포질 내로 정자를 집어 넣는 방법(intra cytoplasmic sperm insertion ; ICSI)이 있습니다. 이중 ICSI가 가장 수정률과 임신률이 높게 보고되어 있고, 실제로 가장 많이 쓰입니다. ICSI 방법이 주로 쓰이는 경우는 다음과 같습니다.

정액검사상 정자가 양적으로 부족한 경우 : 최소한 운동성있는 정자가 500만 마리/ml 이상이어야 시험관아기시술 같은 보조생식술에서 수정이 가능합니다. 그 이하이면 거의 수정이 이루어지지 않으므로 미세 정자주입술, 즉 ICSI 시술을 합니다.

정자가 수정이 안 되는 질적 결함이 있는 경우 : 정액검사상 정자의 수나 운동성, 형태 등은 정상인데도 수정이 잘 안 되는 경우입니다. 과거에 특별한 질환에 걸린 적도 없고 정자항체검사에서도 이상이 없는 원인불명의 불임이 이 경우이지요. 체외수정에서 1회 이상 수정이 안 되거나 20% 이하의 수정률을 보일 때 ICSI를 씁니다.

난자에 결함이 있을 때 : 난자가 얼핏 정상으로 보여도 투명대가 구조적으로 비정상이어서 정자수용체(sperm receptor)가 작용을 못하는 경우에는 정자가 통과하기 어려워 수정이 잘 안 일어나므로 ICSI를 씁니다.

미세 정자주입술 (ICSI) 로 임신하면
기형아가 태어날 확률은 높지 않을까요

아직까지 특별히 보고된 기형은 없습니다. 그러나 ICSI란 정상적인 상황에서는 수정이 못 일어나는 정자를 억지로 난자 내로 집어넣어 수정시키는 방법이므로 유전적인 문제가 있을 수 있습니다. 사전에 전문의와의 충분한 상담이 필요합니다.

다시 말하면 수정능력이 약한 정자는 벌써 유전자에 결함이 있는 경우(특히 Y염색체에 문제가 있는 경우가 많다.)가 많은데, 정상수정과정에서는 아예 이런 정자는 수정이 안 일어납니다. 그러나 미세 정자주입술로 인공적으로 이런 정자까지 수정을 시킬 때는 기형아 유전형질이 옮겨질 가능성이 있는 것이지요.

또 이런 유전형질은 당대에는 전혀 나타나지 않더라도 다음 대에 나타날 수도 있음을 알아야 합니다. 기형 유무를 알기 위한 산전 유전학 검사는 그래서 꼭 필요합니다.

6

시험관아기시술 같은 첨단 보조생식술을 받았을 때
임신율은 어느 정도일까요

시험관아기시술 같은 첨단 보조생식술을 받는다고 무조건 임신이 다 되는 것은 아닙니다 이것은 아주 당연한 것 같지만 환자들에겐 반드시 미리 주지시켜 주어야 할 사항 중의 하나입니다.

여러 가지 과배란 약제를 사용하여 보조생식술을 했을 때 호르몬 검사상 임신이 확인되는 검사상 임신율(chemical or clinical pregnancy rate)은 25~30%이지만 이 중에서 약 5분의 1, 즉 20% 정도는 유산되어 버리므로 실제 건강한 아기를 낳아서 집에 안고 갈 수 있는 확률은 (take home rate) 15~20% 정도로 보고 있습니다. 정상 부부에서 한 생리주기 내에서 임신할 수 있는 확률이(fecundability) 25% 정도로, 보조생식술을 썼을 때와 거의 비슷합니다.

일반적으로 보조생식술은 6회 정도까지는 임신율이 계속 상승하는 비율을 보이지만 6회 이상 시술하면 더 이상 상승하지 않습니다. 언제까지 시술을 해야 할지는 이러한 점을 감안해서 결정합니다.

아무튼 어떠한 보조생식술을 쓰더라도(5~6회 받았을 때) 결국 임신이 되는 것은 시술받은 여성의 50~60%입니다. 결국 보조생식술을 아무리 받아도 절반 정도는 임신을 할 수 없는 것이지요. 따라서 어느 시점에서는 환자와 함께 이러한 한계에 대해 서로 이야기해야 할 것입니다.

시험관아기시술과 동시에 인공수정까지 하면 임신율이 더 높아질까요

임신을 위한 방법과 기회가 더 다양하게 주어지기 때문에 결과가 더 좋습니다. 그러나 인공수정까지 하려면 양쪽 나팔관이 기본적으로 막히거나 이상이 없을 때만 가능합니다.

연구 보고에 의하면 시술방법이 가장 자연적이어서 임신율이 시험관아기시술보다 훨씬 높은 나팔관아기시술보다도 인공수정과 시험관아기시술을 함께 했을 때가 더 임신율이 높습니다.

필자는 나팔관 상태가 좋고 골반내 상태가 나쁘지 않은 환자에게는 시험관아기시술을 할 때 난자를 모두 채취해 버리지 않고 몇 개 남겨 인공수정까지 하는 경우가 많습니다. 그러나 자궁내 인공수정으로 인한 자궁경부와 자궁내막의 세균 감염, 손상을 최대한 방지하기 위해 복강내 인공수정을 주로 합니다.

8

원인불명의 불임일 때 처음부터 시험관아기시술 같은 보조생식술로 치료하는 것이 효과적일까요

환자의 연령과 불임기간이 치료법을 결정하는 데 중요합니다. 환자의 연령이 35세 미만이고 불임기간이 3년 미만이면 처음부터 시험관아기를 시술하는 경우는 드뭅니다. 왜냐하면 과배란 약제와 인공수정요법(한 주기에 2회)부터 쓰는 것이 보편적입니다. 이렇게 치료해도 건강한 아기를 얻을 수 있는 임신율은 경제적·육체적으로 훨씬 부담이 되는 시험관아기시술과 거의 비슷하기 때문입니다.

그러므로 처음부터 무조건 시험관아기시술을 하지는 않습니다. 그러나 환자의 연령이 거의 40세에 가깝고, 3년 이상 임신이 안 되는 경우에는 처음부터 시험관아기시술과 인공수정을 동시에 하기도 합니다. 이런 불임부부들이 전혀 치료를 하지 않을 때는 한 주기에 임신율이 3%밖에 안 되므로 적절한 불임치료를 받아야 합니다. 불임부부가 적극적인 치료를 받으면 5배 정도 임신율이 높습니다.

9

시험관아기시술시의 부작용은 무엇이며, 예방하기 위해 주의해야 할 사항은 무엇일까요

시험관아기시술을 비롯한 여러 가지 보조생식술은 여러 단계를 거쳐 이루어집니다. 우선 여러 개의 난자를 얻기 위해 과배란 주사제를 사용하고 그 난자들을 체외로 채취해 정자와 함께 수정시키는 일련의 과정을 거칩니다. 이러한 과정에서 원하지 않는 부작용이 나타날 수 있으므로 매우 주의해야 합니다. 그 합병증은 다음과 같습니다.

난소 과자극 반응 : 난소가 과배란 약제로 인해 과자극을 받음으로써 많이 부어 오르게 되는데 경미하거나 중정도이면 대개 자연히 소실됩니다. 그러나 정도가 심한 경우에는 때로 생명까지 위험할 정도까지 갈 수 있으므로 아주 주의해야 합니다. 심하면 복수가 차 오르고 혈압이 떨어지며 쇼크 상태에 빠지게 됩니다.

환자의 호르몬 상태 ,난포 상태, 체질적인 특성, 다낭성 난소증 유무에 따라 과자극 반응이 나타날 수 있으므로 사전에 세심한 주의를 기울여 과배란 약제의 용량을 조절하면서 써야하겠지요. 일단 중증으로 발생하면 치료가 어려우므로 예방이 최선의 방법입니다. 시험관아기시술을 할 때는 모든 난자 채취를 하게 되므로 훨씬 위험성이 줄게 됩니다.

다태아 임신 : 자연임신인 경우 다태아, 즉 아기가 2명 이상 임신

된 경우는 1% 정도이지만 과배란 약제를 썼을 때는 20% 정도로 현저히 증가합니다.

다태아 임신을 하는 경우는 자연유산도 많고, 미숙아 가능성, 발육부전 또한 산모에게 여러 가지 합병증을 가져올 수 있습니다. 따라서 3태아(triplet) 이상인 경우는 모체의 안전과 남은 아기들의 안전을 위해 선택적 유산술(selective abortion)을 하여 다른 태아를 포기하는 방법을 쓰고 있습니다. 이 선택적 유산술은 질식 혹은 복식 초음파를 이용하여 임신 8~11주 사이에 시행합니다.

3태아 이상의 임신을 예방하기 위해서는 배아가 많이 나왔다고 해도 3개 이상은 가능하면 이식을 시키지 않고 나머지는 냉동보관하는 방법을 많이 쓰고 있습니다.

골반내 염증 · 골반 농양: 난자 채취를 한 후 골반내 염증, 심한 경우 농양이 생길 수 있으므로 모든 시술을 철저한 무균상태의 소독하에서 실시해야 하고 생리식염수로 질세척을 철저하게 해야 합니다. 염증 방지를 위해 미리 항생제를 써주기도 합니다. 일단 생기면 때로 치명적일 수 있으므로 적극적인 관찰과 치료가 요망됩니다.

출혈: 아주 드물게 난소 천자시 복강내 혹은 질출혈이 있을 수 있으나 대개는 압박 정도로 자연히 지혈됩니다.

초기 임신인 줄 모른 상태에서 과배란 약제를 투여한 경우: 시험관아기시술을 할 때 과배란 약제중 GNRH를 황체기 중반부터 투여하는 방법을 많이 쓰고 있습니다. 이때 뜻하지 않게 임신이 되는 경우가 있으므로 시험관아기시술을 하기로 결정되면 그 주기는 확실하게 초기부터 피임을 시켜야 하고, 일단 호르몬 검사로 임신 여부를 확인한 후에 약제를 써야 합니다.

아직 GNRH가 기형을 일으킨다는 보고는 없지만 유산과 조산을 일으킬 수 있으므로 주의해야 합니다.

10

보조생식술을 할 때 임신율을 높이기 위해 과배란 약제를 씁니다. 이 약제를 아무리 써도 난자가 처음부터 자라지 않는 경우는 언제일까요

시험관아기시술이나 인공수정 같은 보조생식술을 할 때는 임신율을 높게 하기 위해서 난자를 많이 얻어내는 과배란 약제를 쓰게 됩니다. 그러나 약제를 아무리 써도 난자가 아예 처음부터 자라지 않는 경우가 있습니다.

따라서 과배란을 하기 전에 미리 환자가 어느 정도 약에 반응을 잘 하여 결과가 좋을 것인지를 미리 알아야 합니다. 환자의 상태에 따라 불임치료를 언제까지, 또 어느 선까지 해야겠다는 계획을 사전에 환자와 함께 세우는 것이 좋습니다. 만약 전혀 상태가 좋지 않다면 너무 무리해서, 그것도 여러 차례에 걸쳐 과배란 유도나 시험관아기시술, 기타 다른 보조생식술을 해도 효과가 없습니다. 과배란 약제는 비

용이 비쌀 뿐만 아니라 주사를 매일 혹은 며칠 간격으로 맞아야 해 환자가 갖는 정신적인 부담이 큽니다.

과배란 약제를 써도 예후가 별로 좋지 않을 것으로 생각되는 경우는 다음과 같습니다.

여성의 나이가 35세 이상, 특히 40세 이상인 경우 : 이렇게 나이가 많은 환자인 경우는 나이가 들어감에 따라 임신율이 떨어진다는 것을 사전에 충분히 설명해 야 합니다. 환자 스스로도 자신의 건강상태, 임신 가능성 등을 정확히 파악할 수 있게 해야 합니다. 막연한 기대감과 희망만 심어주면 나중에 환자에게 더 깊은 실망감을 줄 수도 있기 때문입니다.

나이가 많으면 난자의 질이 나빠져 임신 자체도 잘 안 되지만 임신이 되었다고 해도 유산이 잘 되므로 건강한 아가를 출산할 수 있는 확률이 많이 떨어진다는 것을 알려 주어야겠지요.

월경주기 초기에 난소의 보유 능력을 알아보는 호르몬 검사에서 결과가 좋지 않을 때 : 즉 월경시작 후 3일째 난포자극호르몬(FSH)이 20mIU/ml 이하이거나 에스트라디올호르몬(E2)이 50pg/ml 이하일 때는 벌써 난소의 상태가 폐경기 상태처럼 노화됐음을 의미합니다.

때로 폐경기가 안 된 젊은 여성에게도 이런 결과가 나올 수 있으므로 보조생식술을 하기 전에 이 검사를 기본적으로 하는 것이 좋습니다. 이런 경우에는 과배란 약제를 아무리 많이 써도 난자가 별로 자라지 않습니다.

시험관아기시술을 할 때는 특히 이 점을 염두에 두어 상태가 별로 좋지 않다면 환자로 하여금 막연한 기대감을 가지고 시험관아기시술에 매달리지 않도록 하는 것이 좋을 것 같습니다.

실제적인 난소의 기능 검사에서 반응이 나쁠 때 : 단순히 호르몬 검사만으로 난소의 기능을 측정하는 것은 정확도가 떨어지므로 보다 정확하게는 클로미펜 약제를 사용하여 난소의 실제 기능검사를 합니다.

가장 간단하게 할 수 있는 검사는 클로미펜 부하검사로 클로미펜을 5일간 쓰기 전후로 난포자극호르몬(FSH)을 검사하면 난소반응을 더 정확하게 할 수 있습니다.

초음파상 다낭성 난소증이 있는 경우 : 질초음파상 난소에 두꺼운 피질이 형성되어 있고, 2~8mm의 작은 난포들이 박혀 있으면 다낭성 난소증이 있음을 염두에 두어야 합니다.

다낭서 난소증이 있으면 과배란 유도시 약제 용량을 조절하는 데 매우 신경을 많이 써야 합니다. 웬만한 용량에는 끄덕하지 않다가 조금만 양을 늘리면 과자극 반응이 갑자기 일어날 수 있기 때문입니다.

월경주기가 갈수록 짧아지는 경우 : 월경주기가 짧다는 것은 난소 기능의 저하로 인해 증가된 난포자극호르몬(FSH)에 의해 난포가 성장하는 기간에 해당하는 난포기(follicular phase)가 짧아진 결과입니다. 따라서 난자의 질이 떨어져 임신이 잘 안 되고, 임신이 되었다고 하더라도 유산되는 경우가 많은 것이지요.

최첨단의 보조생식술을 몇 번씩이나 해도 임신이
안되거나, 치료를 포기한 후에 임신이 되는 경우도 있습니다.
이때 불임전문의는 어떠한 가치관을 가져야 할까요

사실 불임을 치료하는 의사로서 치료를 열심히 함에도 불구하고
불임환자가 계속 임신이 안될 때는 환자 못지 않은 실망감에 빠질 때
가 있습니다. 물론 첨단의학의 발달에도 불구하고 모든 불임부부가
아기를 가질 수는 없습니다. 그러나 치료를 받은 부부 중 상당수가 임
신의 기쁨을 가질 수 있게 된 것도 사실입니다. 따라서 다음과 같은
점에서 불임의사들의 중요한 역할이 있다고 봅니다.

**첫째, 나이가 들기 전에 적극적인 치료를 해야 하는 중요성을 강
조해 줄 수 있습니다.** 아기는 젊었을 때 잘 생기고 건강한 아기를 낳
을 수 있다는 사실을 자꾸 이야기해주어 아기를 가져야겠다는 의지
를 갖게 해 줍니다.

반드시 불임 치료기간 안에 임신을 확인해야만 치료목적을 달성
했다고 여길 필요는 없겠습니다. 불임의 정확한 원인을 규명하고 문
제가 되는 점에 대해 조절하게 되면 병원에 다니는 그 기간 안에 설사
임신이 안 되었다고 하더라도 나중에라도 그 치료효과로 인해 임신
할 수 있기 때문입니다.

특히 아무런 이상이 없는데도 불구하고 3년 이상 임신이 안 되는

부부들은 예후가 안 좋은 경우가 많습니다. 이런 경우에는 보다 적극적인 보조생식술, 말하자면 시험관아기나 인공수정 등을 과배란 유도과 함께 '꼭' 해주어야 함을 강조해야 합니다.

둘째, 불임 환자들이 갖고 있는 그릇된 정보라든지 주위에서 얻어들은 잘못된 상식 등을 바로잡아 주는 중요한 역할을 해야 합니다. 어느 일정기간이 지나면 자연히 임신이 된다든지 특정 음식만 계속 먹으면 아무런 치료도 하지 않아도 임신이 된다는 등입니다. 불임의사는 아무런 근거가 없는 이러한 믿음만으로 계속 기다리다가 나이가 많아지면 그 자체만으로 임신율이 크게 저하될 수 있음을 환자에게 조언해 주어야 하는 것이지요.

셋째, 불임부부들이 정신적·정서적으로 느끼고 있는 불안감을 극복하도록 도와주어야 합니다. 용기를 주고 인내를 가지고 꾸준히 일정기간 동안 치료할 수 있도록 해줍니다. 단 불임검사와 치료를 위해 성교날짜 등을 지나치게 정확하게 요구하는 것은 불임부부에게 심적인 부담을 줄 수 있음을 고려해야겠지요.

또 비슷한 원인으로 임신이 안 되고 있는 부부들끼리 서로 함께 모임을 만들어 문제점들을 설명해 주고, 각자의 어려움을 이야기해 봄으로써 서로 용기를 얻도록 할 수 있습니다.

넷째, 난자의 질이 많이 떨어져 임신이 잘 안 되는 경우 역시 의사의 적절한 조언이 필요합니다. 나이가 벌써 35세 이상인 여성이라면 난자의 질에 대한 검사를 미리 하여서 임신가능성을 보아야 합니다.(월경주기 3일째 호르몬 검사나 클로미펜 부하검사 등) 만약 결과가 좋지 않다면 환자로 하여금 불임치료에 언제까지 매달리게 하지 말고 입양 등의 선택도 할 수 있게 도와주어야 할 것입니다.

12

과배란 약제를 쓸 때 나타나는 '난소 과자극 반응'은 어떤 부작용일까요

과배란 약제를 쓰면 대개 경중이나 중중도의 과자극 반응이 많이 나오는데 대개는 그냥 좋아집니다. 그러나 심한 경우에는 생명이 위험할 정도로 응급상황이 되기도 하므로 아주 주의해야 합니다.

난소 과자극(ovarian hyperstimulatiom syndrome)으로 인해 혈중 에스트로겐이 높아지면 체내의 레닌-안지오텐진(renin-angiotensin)이 활성화되어 모세혈관의 투과성이 증가함으로써 혈관내의 체액이 빠져나가게 됩니다. 그 결과 혈액중 hct가 증가하며, 혈액의 점성이 증가하고 혈액응고 장애, 전해질 불균형이 나타나면서 소변이 안 나오고 혈압이 떨어지고 복수가 차게 됩니다. 임신이 되면 안 된 경우보다 4배 정도 더 증상이 심하게 나타나기도 합니다. 심한 경우 난소가 직경이 10cm 이상까지 커집니다.

치료는 하루에 2~24시간 간격으로 알부민 50~100mg(50~100cc)을 전해질을 조절하면서 주는 것이 효과가 좋습니다. 복수가 심하게 차서 호흡이 곤란할 정도면 복수천자를 해주는데, 1회에 2,000cc를 넘지 않도록 합니다. 일단 과자극 반응이 일어나면 아주 심각하고 치명적일 수 있으므로 일어나지 않도록 예방하는 것이 최선의 방법입니다. 예방하기 위해서는 다음의 사항을 주의해야 합니다.

1 초음파로 난포를 관찰할 때 9mm 이하의 작은 난포가 있는지 잘 봅니다. 과자극 반응을 일으키는 데 이러한 난포들이 중요한 역할을 하기 때문입니다. 만약 이러한 미성숙 난포들이 10개 이상 보일 때는 HCG주사를 아예 쓰지 않도록 합니다.

2 혈중 에스트로겐이 3500pg/ml 이상이거나 난포 수가 20개 이상일 때도 HCG주사를 쓰지 않는 것이 좋습니다.

3 에스트로겐이 갑자기 너무 빨리 증가할 때는 과자극 반응이 나타날 수 있으므로 배란약제의 용량을 주의하여 씁니다.

4 HMG약제를 일단 중지하여 에스트로겐이 감소하여 2000pg/ml 이하로 떨어지면 그때 HCG주사를 쓰면 그 주기를 완전히 포기하지 않으면서도 비교적 과자극 반응을 줄일 수 있습니다.

5 HCG 대신 GNRH를 쓰면 예방할 수도 있습니다.

6 난포를 가능한 한 모두 채취하여 버리면 OHSS의 위험을 많이 줄일 수 있습니다. 일반적인 과배란 유도시 이런 경우가 생겼다면 채취된 난자를 체외수정으로 전환시킬 수 있습니다.

7 젊고 날씬한 여성이나 다낭성 난소증을 가진 여성, 과거에 난소 과자극 반응을 경험한 환자는 미리 주의하여 용량을 조절해 써야 합니다.

13
난관내 생식세포이식이란 무엇일까요

난관내 생식세포 이식(gamate intra fallopian transfer : GIFT)은 과배란 유도를 한 뒤 난자를 채취하여 미리 배양액으로 처리를 하여 수정능력이 부여된 정자와 함께 나팔관에 넣어주는 방법입니다. 복강경을 이용하여 직접 나팔관으로 들어가거나 아니면 초음파를 이용하여 자궁경부에서부터 자궁을 거쳐 나팔관으로 들어가기도 합니다.

그러나 이 방법은 수정여부를 확실하게 확인할 수가 없고 복강경을 이용할 때는 마취를 해야 하고, 복강경술을 받아야 하는 등의 부담이 따르지만 수정이 나팔관 안에서 이루어지므로 체외수정보다는 훨씬 자연적인 방법으로 임신율이 좋습니다.

단, 나팔관이 둘 중에 하나는 좋아야 시술이 가능하고, 만약 시술 도중 예상하지 못했던 나팔관 이상이 있으면 다시 체외수정을 할 수 있는 준비를 미리 하고 들어가야 합니다.

이러한 GIFT의 단점을 보완하기 위해 미리 체외수정까지 하여 전핵을 확인하여 수정이 됐음을 확실히 하고 나서 나팔관에 수정란을 넣어 주는 방법이 PROST(pronuclear stage tubal transfer)입니다.

시험관아기시술을 중간에 포기해야 할 경우는 언제일까요

시험관아기시술을 시작했지만 끝까지 진행하지 못하고 배란주사를 맞는 도중에 그만 두어야 할 경우가 있습니다. 과배란 약제를 아무리 써도 전혀 반응이 없거나 난자의 질이 나빠 임신예후가 아주 나쁘게 예견될 때인데, 구체적으로 다음과 같습니다.

1 과배란 약제를 계속 투여한지 5일이 지났는데도 난포가 성장을

　거의 안 보이거나 E2호르몬 검사(에스트라디올호르몬 검사)가

　100pg/ml 이하일 때.

2 과배란 약제를 투여하고 있음에도 불구하고 E2호르몬의 분비가 2일 이상

　계속 오히려 감소할 때.

3 월경주기 7일째 정도에서 황체화호르몬(LH)의 농도가 20IU/ml 이상으로

　조발성 증가(premature surge)를 보여 난자의 질이 떨어진다고 판단될 때.

4 배란이 터지는 주사제(HCG 호르몬)를 맞았는데도 난포에서 분비되는

　호르몬인 E2호르몬이 오히려 30% 이상이나 감소한 경우 등입니다.

이같은 경우 그 주기를 포기하고 다음 주기에 시도하는 것이 좋습니다. 그 주기에는 비록 반응이 안 좋더라도 다음 주기에는 의외로 약제에 대한 반응이 다시 좋아져 좋은 결과를 얻을 수도 있으므로 실망할 필요는 없습니다.

(15)

인간배아의 공배양이란 무엇일까요

아직도 시험관아기시술을 비롯한 보조생식술은 임신율이 20%~25%, 그러나 실제로 건강한 아기를 출산하여 집으로 데리고 갈 수 있는 확률은(take home baby rate) 15%~20% 정도로 아주 낮은 현실입니다.

임신율이 낮은 가장 큰 이유는 인위적인 체외수정으로 인해 배아의 생존능력이 저하되고 자궁에 착상률이 낮은 때문으로 보고 있습니다. 따라서 어떻게 하면 난자와 배아의 질을 높여 생명력을 높여주고, 착상이 잘 될까 하는 것이 가장 큰 숙제인 셈입니다.

이러한 목적을 얻기 위해 연구하고 있는 것 중의 하나가 바로 다른 체세포들과 함께 공동배양함으로써 생체와 가능하면 비슷한 환경, 즉 나팔관이나 자궁내막과 같은 환경을 최대한 만들어 주자는 것이 바로 공배양(coculture of human embryo) 이론입니다. 이때 함께 사용하는 세포들을 'helper cell' 이라고 하는데 우태아의 자궁, 섬유아모세포(fetal bovine fibroblast), 난관세포(tubal cell), 인간의 자궁내막 세포(endometrial cell) 등을 이용한 보고들이 있습니다.

이렇게 다른 세포들과 공동배양을 하면 배양액 내에 있는 독성물질이 제거되고, 함께 공배양되는 세포들로부터 배아가 자라는 데 필요한 성장물질(growth factor)이 분비되어 훨씬 건강한 배아로 자란다는 것입니다. 때문에 배양시 세포의 세편화(fragmentation)가 감소하고 냉동보존 후에도 배아회생이 더 증가하며, 배아의 세포분열이 더 활발하고 착상률이 좋습니다.

16

수정란이 자궁 내에 착상하기 전에 유전학적인 진단이 가능할까요

이 시기의 유전학적인 진단(preimpl antation)은 몇 가지 질환에서 부분적으로 가능합니다. 수정란이 자궁에 착상하기 전에 세포를 생검하여 유전자 검사를 하는 경우인데 극체(polar body)를 검사하는 방법, 배아의 난할구를 떼어 검사하는 방법, 그리고 배아를 5~6일 간 배양한 후에 검사하는 방법 등이 있습니다.

그러나 이러한 분자유전학적 방법이 언제나 정확한 것은 아니어서 오진의 가능성이 있고, 검사 후에 유산된다면 검사비로 막대한 경제적인 손실이 있으므로 이 분야의 발전에 한계가 있는 것으로 여기고 있습니다.

17

대리모란 무엇일까요

대리모 임신이란 제3자의 자궁을 빌려서 아기를 키워 출산해 주는 역할을 하는 경우입니다. 임신을 원하는 부부의 난자와 정자를 이용하여 체외수정을 한 뒤에 다른 여성의 자궁만을 빌리는 것이므로 우리가 흔히 알고 있는 '씨받이'와는 크게 다른 의미입니다.

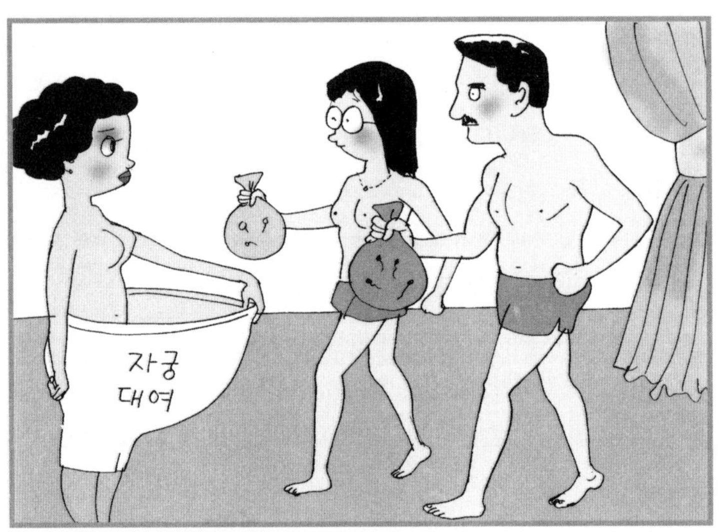

쉽게 말하면 태어난 아기는 모든 유전적인 요소는 바로 친부모에게서 받고, 다만 다른 여성의 아기집만 빌어 자라는 것이지요. 젖을

먹여 주는 유모의 역할에 비유할 수도 있겠습니다. 과거에 수술 등으로 자궁이 없는 경우나 자궁 결핵, 심한 자궁유착으로 인해 자궁 안에서 아기가 자랄 수 없는 경우에 대리모 임신을 할 수 있습니다.

시술과정은 체외수정과 똑같은 방법으로 과배란 약제를 주사하여 난소에서 난자를 얻어낸 후 남편의 정액과 함께 배양하여 수정이 되면 대리모 여성의 자궁 안으로 이식시키는 것입니다. 물론 대리모 여성은 수정란이 잘 착상되도록 호르몬 주사를 미리 맞아 내막형성을 해 두어야 하고, 배아이식 후에도 계속 호르몬 유지를 해주어야 합니다.

미국에서는 딸의 난자와 사위의 정자를 체외수정시킨 후 친정 어머니의 자궁 안에서 아기를 키워 분만, 윤리적으로 논란이 많았던 경우도 있었습니다.

똑같은 과배란 약제를 주사해도 왜 반응이 좋은 사람, 나쁜 사람이 있을까요

과배란 약제에 대한 반응은 사람마다 다른데 이 반응도에 따라 임신율이 결정되므로 약제를 쓰기 전에 환가가 어떤 그룹에 속하느냐를 미리 판단하는 것이 중요합니다. 반응도에 따라 크게 세 그룹으로 나눌 수가 있는데 반응이 너무 예민한 그룹(high responder), 반응이 정상인 그룹(normal resopnder), 그런가 하면 반응이 아주 빈약하여 (poor responder)약에 잘 듣지 않는 그룹입니다.

　반응이 예민한 그룹은 약제에 반응이 너무 좋다보니 난포수가 많고 빨리 자라 얻을 수 있는 난자가 많아 임신율은 확실히 다른 그룹보다 더 높지만 자칫하면 난소 과자극 반응(복수가 차고 난소가 심하게 부어 극심한 경우 쇼크까지 동반할 수 있는 부작용)이 일어날 수 있으므로 약제를 쓰는 용량과 방법, 난자 체크방법 등을 아주 신중하게 조절해야 합니다.(다낭성 난소증 여성이 주로 이 그룹에 속합니다.)

　과배란 유도를 할 때 어쩌면 가장 문제가 되는 것은 약제가 전혀 먹히지 않는 세 번째 그룹입니다. 아무리 약을 많이 써도 난자가 크지 않으면 아무런 시술을 할 수가 없는 것이지요. 주로 나이가 40세 이상인 여성이나 한 쪽 난소를 수술한 여성, 심한 자궁내막증을 앓은 여성에게 많습니다.

　이때에는 미리 호르몬 검사를 해보고(FSH가 20∼25 이상, LH가 25이상, 에스트라디올호르몬이 50 이하인 경우는 거의 임신율이 없으므로 사전상담이 필요합니다) 난소 반응도(클로미펜 부하검사)를 보아서 약제를 쓸 것인가, 말 것인가, 보조생식술을 할 것인가, 말 것인가를 미리 상담해 주는 것이 좋습니다. 물론 가능성이 전혀 없는 환자에게는 아예 시작할 필요가 없겠지요.

19

무월경이 계속되면서 유즙분비호르몬이
높은 경우 '부로모클립틴' 약제에 부작용이 심한데도
꼭 써야만 임신이 가능할까요

　　무월경이 계속되는 여성의 호르몬 검사를 하면 유즙분비호르몬이 상당히 높아져 있습니다. 이때는 우선 유즙분비호르몬을 억제하는 치료제인 부로모클립틴 약제를 쓰는데 환자가 부작용이 심하여 도저히 계속 복용할 수 없는 경우도 있습니다.

　　고푸로락틴증에 의해 배란장애나 무배란이 있을 때 첫번째로 가장 좋은 약은 부로모클립틴 약제입니다. 약을 복용하면 호르몬 수치가 떨어지고, 월경이 나오고 자연히 임신이 되기도 하는 효과가 좋은 약입니다.

　　그러나 이 약은 구토증, 어지럼증 등의 부작용이 심한 편으로 약의 용량을 서서히 늘여가면서 복용해야 합니다. 아무리 좋은 약이라고 하더라도 환자가 부작용 때문에 먹을 수가 없다면 아무 소용이 없겠지요.

　　이런 경우에는 배란유도제로 성선자극호르몬인 HMG를 쓰면 좋습니다. 푸로락틴호르몬이 아무리 높아도 배란을 촉진시키는 HMG의 작용을 방해하는 역할은 전혀 없다고 합니다. 따라서 고푸로락틴증이라고 해서 언제나 배란유도를 부로모클립틴 약제만을 고집할 필요는 없습니다.

제 7 장

불임을 예방하기 위한 생활의 지혜

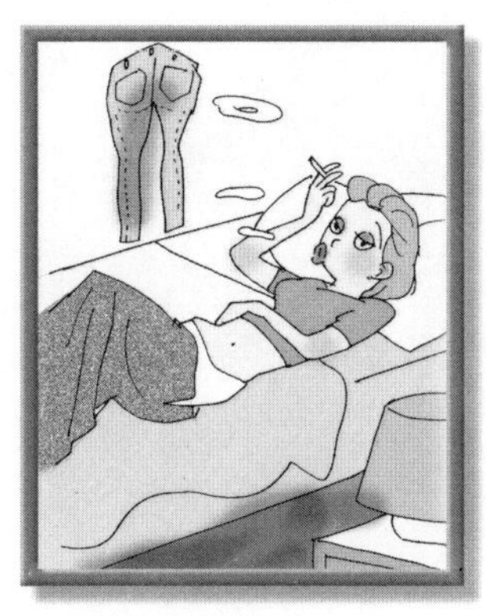

불임을 방지하는 데 좋은 식사법은 무엇일까요

첫째, 우선 기본적인 건강을 유지하기 위해서는 편식은 절대 금하고 균형잡힌 식사를 규칙적으로 하여 좋은 영양상태를 유지해야 합니다. 심한 다이어트나 불규칙한 식사 등으로 배란불순이나 무월경이 나타나는 경우가 있기 때문입니다. 가능하면 하루에 먹는 음식의 종류가 30여 가지 이상이 되어야 좋은 식습관이라고 봅니다. 그만큼 야채와 곡류, 육류, 생선, 해초 등 다양한 식품을 골고루 먹어야 합니다.

둘째, 비만 또한 배란불순을 동반하는 경우가 많아 불임의 원인이 될 수 있습니다. 비만을 초래하기 쉬운 지방이나 당분을 지나치게 섭취하지 말고, 섭취하는 칼로리가 늘어나는 만큼 적당한 운동을 해 체중이 늘지 않도록 해야 합니다. 비만은 남성에게도 불임이 원인이 됩니다. 비만인 남성이 정자수가 적은 경우가 많습니다.

그렇다고 동물성 지방을 너무 기피하는 것 역시 좋지 않습니다. 동물성 지방은 모든 성호르몬의 기본이 되는 콜레스테롤을 만들어 주므로 지나친 채식주의는 황체화호르몬의 분비를 줄이고, 임신을 방해하는 결과를 가져올 수 있습니다.

셋째, 남녀의 생식기를 건강하게 하는 것은 모두 오곡(五穀)에서 나온다는 말이 있습니다. 따라서 여러 가지 곡류를 골고루 섭취할 수 있는 잡곡밥, 특히 현미밥을 먹는 것이 좋습니다. 정자의 수를 늘려주고 운동성을 좋게 하는 식품으로는 콩 종류와 콩으로 만든 두부, 된장, 유부 등이 있습니다. 그리고 씨앗 종류의 식품(땅콩, 잣, 호두, 팥 등)이 좋습니다. 영양소로 따지면 비타민 A·B·E나 필수아미노산이 중요합니다.

넷째, 술은 적당히 하고 담배도 금연하는 것이 좋습니다. 담배는 남성에게는 정자수 감소작용을 하고, 여성에게는 자궁외 임신이나 불임, 자연유산이 될 수 있으며 태아에게 나쁜 영향을 줄 수 있기 때문입니다. 적당한 양의 술은 스트레스를 해소하고, 혈액순환을 좋게 하지만 과하면 성기능을 억제시키고 정자생산을 억제하는 것으로 알려져 있습니다.

2

심한 스트레스로 성욕이 감퇴하고 성교가
잘 이루어지지 않을 수 있습니다. 스트레스 해소에
좋은 방법은 무엇일까요

어느 정도 적당한 스트레스는 건강에 도움이 될 수도 있습니다. 예를 들면 역경을 헤치고 나갈 수 있는 힘을 주고, 삶에 의욕과 생기를 주며 경쟁심이나 목표를 향해 돌진해 나갈 수 있는 추진력을 줍니다.

그러나 심한 스트레스는 우리의 건강에 지장을 줍니다. 스트레스를 심하게 받으면 우리 몸에서는 '아드레날린'이라는 호르몬이 분비되면서 혈압이 올라가고 불면증, 가슴이 두근거리고 두통이나 가슴의 통증을 호소하기도 합니다. 또한 정신적으로 성욕이 감퇴되면서 발기불능 등으로 성교가 잘 이루어지지 않을 수도 있습니다.

따라서 우리는 스트레스를 그때그때 나름대로 해소시키는 지혜가 필요합니다. 심리학자들이 말하는 몇 가지 스트레스 해소법을 소개합니다.

스트레스 해소를 위한 체크리스트

1 자신이 스트레스를 받고 있는 대상이나 일에 대해 생각해 보고, 가급적이면 그런 상황이나 인물과의 대면을 피하도록 한다.

2 자신의 장점을 생각해 본다. 자기가 남보다 잘하는 점, 훌륭한 점 등을 생각하며 스스로에 대한 자신감을 잃지 않는다.

3 자신을 남과 비교해서 비하시키지 않는다.

4 시간에 쫓기지 않도록 모든일을 여유있게 처리한다.

5 자신에게 긍정적인 사고, 즉 '나는 언제 어디서나 항상 발전하고 노력하는 사람이다'는 생각을 스스로에게 주입한다.

<h2>3</h2>

만족스러운 성생활을 위한 적당한 음주란 어느 정도를 말할까요

적당히 마시기만 하면 술처럼 보약은 없다고 합니다. 긴장된 근육을 적당하게 이완시켜 주고, 스트레스 해소에도 도움이 되며, 혈액순환을 좋게 해줍니다. 또한 적당한 양의 알코올은 성욕을 높여 주고, 성기능을 향상시켜 보다 만족스러운 성생활로 이끌어 줍니다.

그렇다면 적당한 양이란 어느 정도를 말하는 것일까요? 여러 가지 통계에 의하면 남자는 1주일에 21유니트, 여성은 14유니트까지를 건강을 증진시킬 수 있는 알코올 양으로 봅니다.(1유니트 = 포도주 100ml = 화주 25ml = 맥주 300ml)

그러나 지나친 음주는 말할 것도 없이 건강을 해칩니다. 간에서 알코올은 한 시간당 8g씩 분해됩니다. 따라서 과도하게 술을 마시면 간이 자연히 무리하게 되고, 지방간이나 간경화, 심하면 간암으로 악화되어 소중한 건강을 잃게 됩니다.

요즘은 젊은 여성뿐만 아니라 주부들도 술을 즐기는 사람들이 꽤 많습니다. 그러나 산모들이 술을 과도하게 마시게 되면 '태아 알코올 증후군'이라고 하여 저체중 혹은 조산, 사산이 많고 안면에 선천성 기형이나 심장 이상, 혹은 저능아가 태어날 확률이 높아지므로 임신 중에 술은 절대로 피해야 합니다.

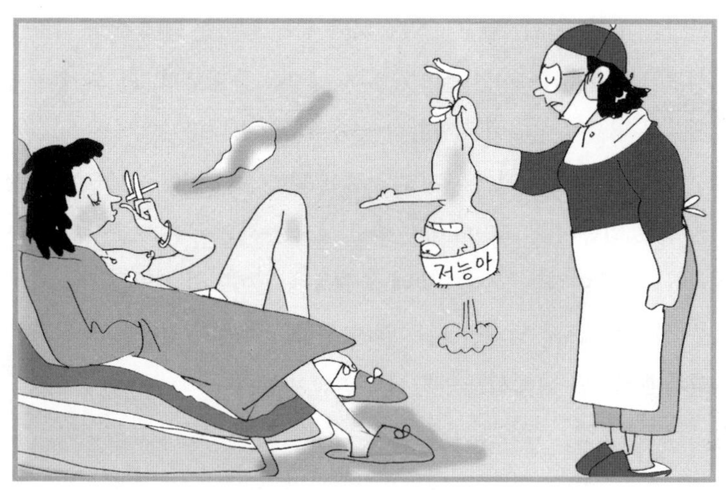

4

구체적으로 담배가 남성·여성에게 어떻게 불임을
가져오며, 금연하는 좋은 방법이 없을까요

담배가 건강에 좋지 않다는 것은 이미 잘 알려진 사실입니다. 50
만 명을 상대로 조사한 결과, 담배를 피우는 사람이 피우지 않는 사람
에 비해 사망률이 2배나 높다는 사실이 밝혀진 적이 있습니다.

특히 남성의 정자수를 감소시키고 발기능력을 저해해 흡연자가
비흡연자에 비해 불임의 확률이 3배 정도 높은 것으로 알려져 있습니
다. 담배를 피우는 여성들이 자궁외 임신이나 자연유산 같은 합병증

발병율이 더 높다는 보고도 있습니다. 임신 중에는 담배 속의 니코틴 성분이 혈관을 수축시켜 혈액순환에 지장을 줌으로써 사산되거나 저체중아, 저능아가 태어날 확률이 높아지기도 합니다.

아무튼 담배가 여러 가지로 건강에 해를 준다는 것을 모르는 사람은 별로 없습니다. 그러나 알면서도 끊지 못하면 무슨 도움이 되겠습니까? 특히 여성들 중에는 담배가 식욕을 떨어뜨려 체중을 감소시켜 준다는 생각으로 담배를 더욱 끊지 못하는 경우가 있습니다. 건강한 임신과 출산을 위해서는 반드시 금연해야 합니다.

담배를 끊는 데 도움이 되는 몇 가지 금연 계획을 소개합니다.

금연을 위한 체크리스트

1 금연을 시작할 날짜를 정하고 친구나 가족, 배우자에게 공표한다. 이렇게 여러 사람에게 알려 놓으면 체면상 끝까지 밀고 나가는 데 도움이 된다.

2 흡연에 관련된 물건들, 즉 성냥 · 재떨이 · 라이터 · 담배 등을 모조리 치워 버린다.

3 흡연 욕구를 잊을 수 있도록 새로운 취미나 휴식법을 개발한다. 운동을 시작하거나 사우나, 마사지, 요가도 좋은 방법들이다.

4 흡연 욕구가 생길 때는 껌을 씹거나 물이나 다이어트 음료를 마신다. 이를 닦는 것도 좋은 방법이다.

5 어떠한 상황에서 자신이 언제나 담배를 피우는지 곰곰히 생각해 보고, 평소에 그런 상황에 처하지 않도록 신경을 쓴다.

비만으로 배란장애가 생기고 무월경이나 월경불순을 초래합니다. 어떻게 적정체중을 유지할 수 있을까요

비만인 경우 배란장애가 많아 무월경이나 월경불순이 많습니다. 배란장애의 대표적인 예인 다낭성 난소증도 비만 여성들에게 더 많습니다.

무조건 몸무게만 많이 나간다고 비만은 아닙니다. 일반적으로 가장 많이 쓰이고 있는 키와 체중의 비교만으로는 비만정도를 말하는 것이 정확하지 않은 경우가 많습니다. 대신 비만정도를 더 정확하게 판단할 수 있는 '퀘텔레의 체중지수'를 소개합니다. 이 지수는 체중을 키의 제곱으로 나눈 것입니다.

체중지수(BMI) = 체중(Kg)/신장 × 신장(m^2)

이렇게 해서 체중지수가 30이 넘은 사람은 체중을 줄일 수 있는 방법을 찾아야 하겠지요.

BMI	비만 정도	등급	전체 인구에서 차지하는 비율	
			남성	여성
20 이하	체중미달			
20~25	건강함	0		
25~30	과체중	I	24%	37%
30~40	비만	II	12%	8%
40이상	병적인 비만	III	0.3%	0.1%

비만은 소비되는 에너지 양보다 먹어서 들어오는 에너지가 훨씬 많을 때 생깁니다. 사람은 27세가 되면 신진대사가 줄어들면서 칼로리 소비량이 줄어들기 때문에 엄밀하게 말하면 이때부터는 먹는 것을 줄이기 시작해야 합니다.

비만이 되지 않게 하기 위해서는 먹는 양을 줄이든가, 아니면 운동으로 에너지 소비량을 늘리든가 해야 합니다. 먹는 것을 조절할 때는 g당 4cal의 열량을 내는 탄수화물이나 단백질보다는 9cal의 열량을 내는 지방을 줄여야겠지요. 그러나 지방을 줄인다고 하여 전혀 섭취를 안 하면 모든 성호르몬의 원료가 되는 콜레스테롤이 부족해 성호르몬을 생산하는 데 지장을 주므로 기본적인 섭취는 하면서 조절해야 합니다. 음식을 줄이는 방법으로 우선 포만감을 주어야 과식을 하지 않게 되므로 물을 대신 많이 마시고, 칼로리가 적은 야채, 과일 등을 충분히 먹는 것이 좋습니다.

여러 가지 다이어트 방법들이 많지만 1주일에 1kg 이상의 몸무게를 빼는 것은 여러 가지 부작용을 낳을 수 있으므로 주의해야 합니다. 실제로 젊은 여성들 중에는 무리한 다이어트로 인해 무월경이나 월경 불순이 나타나는 경우가 많습니다.

불임치료를 돕는 운동은
어느 정도가 좋을까요

　운동을 하면 신체가 유연해지고 체력, 정력이 좋아지고 혈액순환이 좋아지므로 기분도 좋아집니다. 또한 운동을 하게 되면 에너지 소비량이 많아지므로 자연히 비만 방지도 됩니다. 운동은 하루에 30분 이상, 1주일에 최소한 3번 이상 충분히 땀을 내는 정도가 좋습니다. 적당한 운동을 하면 식욕이 좋아지면서 전반적인 건강상태가 좋아지고, 자연히 성생활도 활발해지고 만족스러워질 것입니다.

　월경불순이나 불임인 경우 대개 허약한 여성들이 많습니다. 이때 무조건 약제만을 써서 임신을 유도하기보다는 적당한 운동과 휴식, 영양섭취를 통해 전반적인 건강향상과 체력을 키워주면 자연히 불임이 해결되는 경우가 많습니다.

7

앞으로 임신을 더 해야 하는 경우에 어떤 성생활과 피임법이 좋을까요

　　부부가 피임하는 방법에는 여러 가지가 있습니다. 그러나 앞으로 임신을 더 해야 할 경우에는 약제나 피임기구를 쓰지 않는 방법이 바람직합니다. 자궁 안에 루프를 넣으면 때로 골반내 염증을 일으키기도 하고, 나팔관이 막히기도 하므로 사용하지 않는 것이 좋습니다. 경구용 피임 약제를 쓸 때는 6개월 정도 쓴 후에는 2~3개월 정도 휴식기를 가진 다음 계속 사용해야 성선호르몬 분비가 비정상적으로 억제되어 무월경이 되는 경우가 없습니다.

　　또한 성병은 미리 철저히 예방해야 합니다. 특히 성관계의 상대가 한 사람이 아닌 다수인 경우 성병이나 자궁염증, 자궁암이 생길 수 있으므로 건전하고 청결한 성생활이 건강의 기본입니다.

　　고열을 동반한 하복부 통증이 있으면 즉시 진찰과 치료를 받아 골반내 염증이 생기는 것을 방지해야 합니다. 만성 · 급성골반염도 나팔관염, 골반내 유착을 일으켜 영구불임으로 이어질 수 있습니다.

생리를 순조롭게 해주고 임신이 잘 되게 하는 지압법은 없을까요

지압은 경혈요법 중의 하나로 동양의학에서 중요한 부분입니다. 한의학에서 경혈 혹은 경락이란 우리 몸의 내장을 다스리는 에너지가 흐르는 길을 의미합니다. 경혈은 손으로 눌러 보아 움푹 들어간 곳

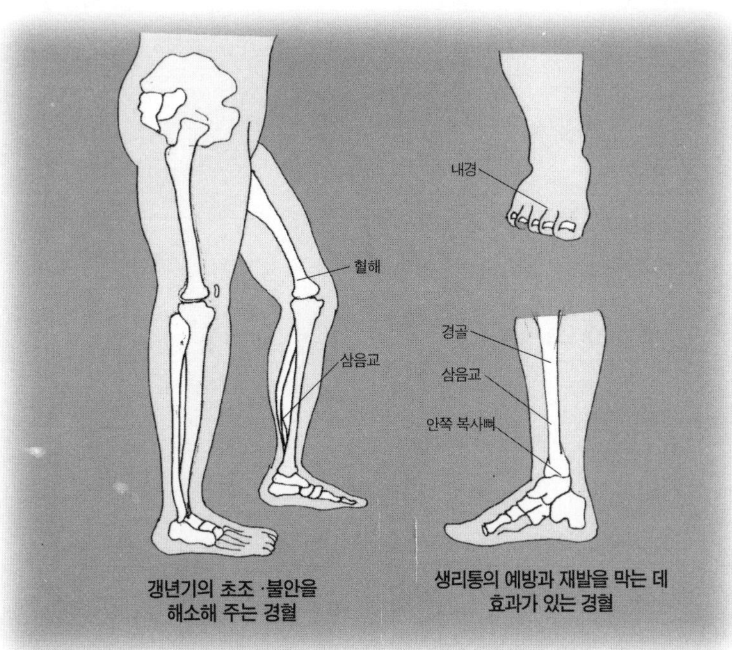

그림 7-2

으로 눌렀을 때 통증이 느껴집니다. 이 부위에 엄지손가락 끝으로 지긋이 힘을 주어 통증이 느껴질 정도로 2~3분 간 눌러 줍니다. 여성의 생리를 순조롭게 해주고 생리통을 없애면서 임신을 잘 되게 해주는 경혈지압법은 다음과 같습니다.

둘째와 셋째 발가락 뿌리 사이의 경혈을 '내경'이라고 하는데, 이곳을 엄지손가락으로 힘주어 통증이 느껴질 때까지 약 3~4초 간 눌러주기를 5~6번 정도 반복합니다.

또 복숭아뼈 안쪽에서 위로 손가락 네 마디 정도 올라간 곳에 있는 경혈을 '삼음교(三陰交)'라고 하는데, 이곳을 지압하면 부인과쪽의 혈액순환이 좋아져 특히 생리통이 많이 좋아집니다. 발바닥을 한쪽씩 약 3분 간 번갈아 두드려 주는 것도 좋은 방법입니다.

9

평소에 어떻게 옷을 입는 것이 아기를 가지는 데 도움이 될까요

남성의 경우 너무 꼭 끼는 바지를 입으면 고환 주위의 온도가 높아져 정자 생성에 나쁜 영향을 줍니다. 따라서 통풍이 잘 되어 습기가 차지 않는 헐렁한 면소재의 옷을 입는 것이 좋습니다.

여성도 마찬가지로 지나치게 꼭 끼는 의복이나 스타킹 등은 골반

내의 혈액순환을 방해할 수 있습니다. 따라서 이러한 옷을 입고 하루 종일 일하는 것은 좋지 않고, 몇 시간 정도 착용 후에는 헐렁하고 부드러운 옷으로 갈아입는 것이 좋습니다. 거들, 코르셋 역시 하루 종일 장시간 착용시에는 문제가 되므로 적당히 착용해야 합니다. 이런옷을 입어도 착용감이 좋고 답답하지 않다면 체형을 잡아주는 효과도 있으므로 적당히 입는 것이 좋겠지요.

그러나 거들, 팬티스타킹 등 꼭 끼는 옷을 착용한 후에는 골반내의 울혈이나 전반적인 혈액순환을 좋게 하기 위해 스트레칭을 한다거나 조깅, 체조 등을 하여 하체를 유연하게 풀어주는 것이 좋습니다.

굽이 높은 신발을 신으면 몸의 균형을 맞추기 위해 전신이 긴장하게 되고, 힘이 들어갑니다. 따라서 장시간 이런 신발을 신는 것도 무리가 됩니다. 굽이 높은 신발을 신고 나면 발을 가볍게 주물러 주거나 지압을 하여 풀어줘야 합니다.

10

미혼 여성들이 불임이 되지 않기 위해 주의해야 할 사항은 무엇일까요

첫째, 규칙적인 생활과 균형잡힌 식사, 적절한 운동입니다. 전반적인 건강상태가 좋아야 결혼 후 불임 걱정을 않게 됩니다. 너무 체중이 많이 비만인 것도 문제이지만 너무 허약하여 저체중인 상태도 좋지 않습니다. 편식하지 않고 곡류와 야채, 육류를 모두 골고루 먹어야 합니다.

둘째, 부득이한 경우로 피임을 해야 할 경우는 가능하면 배란주기를 피하는 등 자연적인 피임법을 씁니다. 특히 자궁안에 루프를 쓰는 것은 때로 골반내 염증을 일으킬 수 있으므로 위험합니다. 또한 경구용 피임약을 사용시에는 사용법을 정확히 확인하고 쓰고, 약 6개월 간 쓴 후에는 반드시 휴식기를 몇 달 갖고 난 뒤 다시 사용해야 난소기능이 비정상적으로 억제되는 부작용을 피할 수 있습니다.

셋째, 사정이 여의치 못하여 임신중절수술을 해야 할 경우에는 임신 초기에 서둘러야 합니다. 임신한 지 오래될수록 중절수술이 예기치 못한 후유증을 동반할 수 있기 때문입니다.

또 미혼 여성들은 자궁 입구가 딱딱하기 때문에 즉시 수술을 하려고 서두르지 말고, '라미나리아'는 해초를 이용한 재료를 사용해 미리 자궁문을 부드럽게 한 다음 수술을 하면 훨씬 손상을 피할 수 있습니다. 산부인과 전문의와 시설이 제대로 갖추어진 병원을 선택하는 것도 중요합니다.

넷째, 월경주기가 불순하거나 무월경 상태가 계속될 때는 결혼 전이라도 꼭 상담을 해야 합니다. 배란장애는 초기에 치료할수록 효과가 좋습니다.

다섯째, 지나치게 정신적·육체적으로 스트레스를 받는 생활을 가급적 피해야 합니다. 여성의 생식호르몬을 조절하는 뇌 중추는 스트레스에 아주 예민합니다. 너무 피곤한 직장 생활로 인해 월경불순이나 무월경을 초래할 수 있습니다.

여섯째, 성병은 미리 철저히 방지해야 합니다. 혹시 고열을 동반한 하복부 통증 등 심한 증상이 있을 때는 즉시 치료해 골반내 염증이 퍼지는 것을 막아야 합니다.

일곱째, 너무 꼭 끼는 옷은 피하도록 합니다. 거들이나 바지, 코르셋 등은 골반내의 혈액순환을 억제하여 골반내 장기인 난소, 자궁, 나팔관 등의 기능을 저하시키고 나쁜 영향을 줄 수 있으므로 주의합니다.

여덟째, 아랫배와 골반을 따뜻하게 해주는 것이 골반내의 혈액순환에 좋은 효과가 있습니다. 차가운 자리에 아무 것도 깔지 않고 오래 앉아 있는 등을 피해야 합니다.

제 8 장

불임과 성 (Sex)

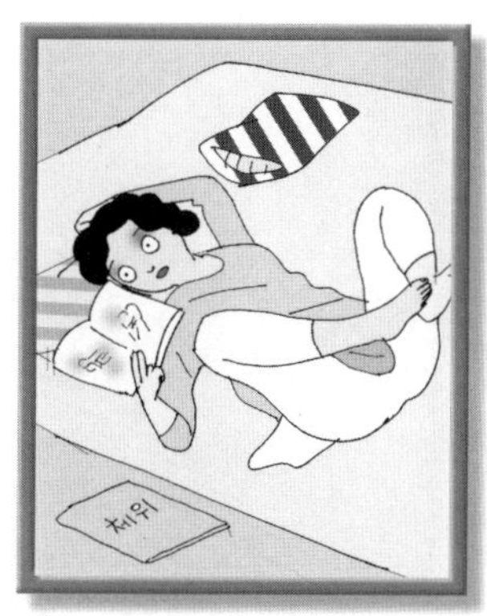

만족스러운 성교로 오르가슴을 느낄 때가
임신이 더 잘 될까요

여성이 성적인 만족감이나 극치감(오르가슴)을 느끼는 순간에는 여성의 내부 생식기관, 즉 질이나 자궁 등이 강한 수축을 일으킨다고 합니다. 이러한 수축이 일어날 때 정자는 훨씬 쉽게 자궁경부의 점액을 통과할 수 있습니다. 따라서 정자가 여성의 자궁내부로 들어갈 수 있는 것은 정자 자체의 강한 운동성도 중요하지만 성교시 혹은 오르가슴시 나타나는 여성생식기관들의 강한 수축력도 중요한 몫을 한다고 볼 수 있습니다. 그러므로 성교시 오르가슴을 느끼는 것이 느끼지 않는 것보다 임신에 도움이 됩니다.

그렇다고 오르가슴을 느껴야만 임신이 되고, 오르가슴을 느끼지 않을 때는 임신이 전혀 안 되는 것은 아닙니다. 특히 인공수정 같은 경우는 직접 나팔관 가까이까지 정자를 주입시켜 주므로 오르가슴과 무관하게 임신이 이루어집니다.

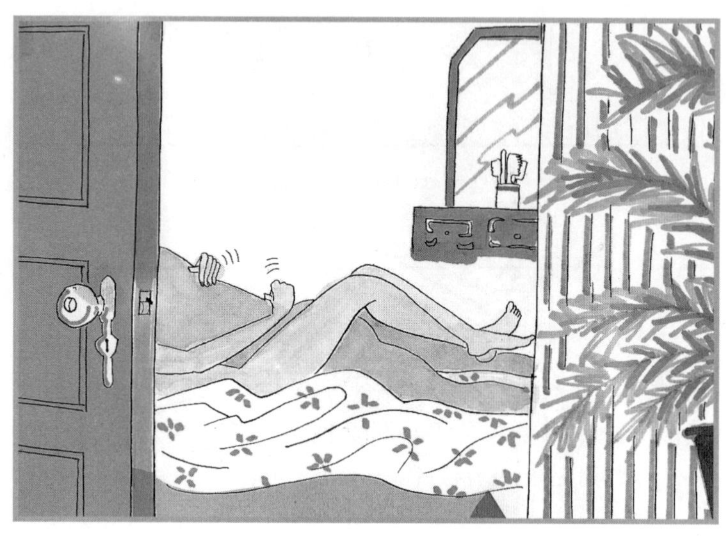

임신이 잘 되게 하는 성교 체위는
어떤 것일까요

　임신하기 쉬운 체위라고 특별히 정해진 것은 없지만 사정 후 여성의 질 가장 깊숙한 내부에 정액이 고이게 하여 가능하면 밖으로 흘러 버리지 않고 오랫동안 남아있어 정자가 자궁내부에 들어갈 수 있는 체위가 좋은 체위입니다.

　　흔히 정상위라고 하는 남성상위 체위가 가장 보편적이면서도 이러한 조건에 해당됩니다. 그러나 자궁후굴이 심한 여성에게는 여성이 엎드린 자세가 더 정자가 자궁 안으로 들어가는 데 좋을 수 있습니다. 여성의 허리 밑에 베개나 쿠션 등을 넣어서 골반을 약간 높여 준 상태에서 성교를 하면 정액이 즉시 밖으로 흘러나오는 것을 방지할 수 있겠지요.

성교 후 즉시 자리에서 일어나거나 샤워, 뒷물을 하면 임신이 잘 안 될까요

　　질 안에 사정된 정액 중 가장 손실이 많은 것은 바로 질 입구에서 밖으로 흘러나와 버리는 것입니다. 섹스 후 곧 바로 일어난다거나 샤워, 뒷물을 하는 것은 질 밖으로 정액이 훨씬 많이 흘러나오게 할 수 있습니다. 따라서 임신을 원하는 경우에는 주의가 필요합니다.

　　섹스 후 즉시 일어서지 말고 10분~20분쯤 편안하고 여유있게 누워있는 것이 섹스 후의 만족감도 누릴 수 있고, 임신이 잘 되는 효과가 있습니다.

성교시 윤활제를 사용하면 임신하는데 지장이 있을까요

K-Y jelly나 surgilube가 흔히 많이 쓰이는 윤활제입니다. 그러나 성적인 흥분이나 감각정도를 높이기 위해 쓰는 윤활제에는 정자를 죽이는 성분이 있는 경우가 많습니다. 불임부부 중 면담을 자세히 해보면 윤활제를 사용하는 경우가 종종 있습니다. 임신을 원한다면 성교시 윤활제를 쓰지 않는 것이 좋습니다. 윤활제를 쓰다 중지하면 의외로 쉽게 임신이 되기도 합니다.

성관계의 횟수가 많아야 임신이 더 잘 될까요

실제로 성교의 횟수와 임신율은 직접적으로 상관관계가 있음을 많은 보고에서 확인할 수 있습니다. 즉 1주일에 4번 이상의 성교를 갖는 부부는 1주일에 1~2번 정도 관계를 갖는 부부에 비해 약 5배 정도 임신율이 높습니다. 성교횟수가 많을수록 임신될 기회가 훨씬 많아져 임신이 더 잘 되는 것이지요.

성교의 횟수가 많아지면 전반적으로 정액의 양이 줄어들 수 있습니다. 그러나 임신이 안 될 정도로 줄지는 않고, 오히려 신선한 정자가 많아지기 때문에 정자의 운동성이 좋아지고 수정능력이 훨씬 좋아집니다.

6

불임부부는 아기를 가져야 한다는
강박관념 때문에 성생활에 대한 흥미를 잃거나 부담감을
갖기 쉽습니다. 어떻게 극복해야 할까요

성과 임신은 서로 밀접하게 연결된 고리와 같아서 임신이 잘 안 되는 경우 성생활도 많이 상처를 입게 되고, 성생활에 만족감을 느낄 때 임신이 훨씬 더 잘 됩니다. 불임부부의 성생활을 향상시킬 수 있는 방법 몇 가지를 소개합니다.

배란기를 아기를 갖기 위한 '임신 강조기간'으로 생각할 것이 아니라 '분위기 있는 sex를 연출할 수 있는 기간'으로 바꾸어 생각합니다.

임신이 가능한 시기란 최소한 배란 3일전부터 배란 후 24시간까지를 말합니다. 배란 체크를 하여 이 시기가 잡히면 보통 하루나 이틀 간격으로 성관계를 가지면 되는데, 자칫 불임부부들은 이때 강박관념 속에서 부부관계를 하기 쉽습니다.

부부의 애정을 바탕으로 만족스러운 성이 이루어질 때 아기는 자연스럽게 얻어집니다. 아기만이 부부의 모든 것은 결코 아닙니다. 성 자체를 음미하고 즐기는 마음으로 자연스럽게 맞이할 때 성은 서로에 대한 애정을 확인할 기회가 되는 것이고, 임신도 잘 이루어집니다.

남편과 함께 잠자리에 들면서 자신에 대해 위의 표와 같이 체크해 봅니다.

성 자체에 대한 기대나 환상을 항상 잃지 않도록 노력해야 합니다. 만족스러운 성은 그냥 얻어지는 것이 아니고 스스로 노력해야 합니다. 평상시에 성에 대한 환상이나 공상이 풍부한 사람은 쉽게 오르가슴을 얻을 수 있습니다. 틀에 박힌 성생활로 인해 서로 성에 흥미를 잃지 않도록 해야겠지요.

성감을 높이기 위한 방법의 하나로 아주 쉽고 누구나 부담없이 할 수 있는 질근육운동을 자주 하는 것이 좋습니다. 하루에 10~20회 정도 항문을 오므렸다 폈다 하는 운동입니다. 원래는 배뇨장애가 있던 환자들을 훈련시키는 방법이었는데, 의외로 이 트레이닝을 했던 사람들이 쉽게 극치감을 얻는 것을 보고 성감을 높이는 운동으로 알려졌습니다.

요즘에는 전기 자극을 이용하여 근육을 튼튼하고 탄력있게 해주는 기계가 있어 요실금이나 성기능 장애에 쓰이기도 합니다.

7

성관계의 횟수가 많을수록 정액량이 줄어들어 임신이 잘 안 되는 것은 아닐까요

성관계의 횟수가 많아질수록 정액량도 줄고 정자수도 적어지는 것은 사실입니다. 그렇다고 정자수를 늘리기 위해 며칠 끙끙거리며 금욕을 하는 것은 잘못입니다. 왜냐하면 고환에서 만들어져 부고환에 저장되는 정자는 사정으로 인해 몸밖으로 배설되어 버리고, 다시 채워지는 데는 약 2~3일 걸립니다.

　그러나 정자가 줄어든다고 해서 임신이 안 될 정도로 줄어드는 것은 아닙니다. 오히려 고갈되어 가는 부고환이란 창고를 채우기 위해 고환에서는 정자를 더욱 많이 만들고, 더욱 신선하고 운동성이 좋은 정자가 나오므로 잠자리 횟수가 많을수록 임신하는 데는 유리합니다. 금욕을 하면 오히려 부고환 내에 고여있는 정자가 노화되기 때문에 운동성이 감소하고 수정도 잘 안 됩니다. 따라서 임신이 가장 잘되게 하기 위해서는 배란기를 전후로 성관계를 하루나 이틀 간격으로 하는 것이 좋습니다.

임신에 지장을 주는 남성의 성기능 장애에는 어떤 것이 있을까요

발기장애 : 흔히 임포턴스라고 합니다. 성교에 충분할 정도의 발기가 안 되거나 유지되지 않아 정상적으로 질내로 삽입이 안 되어 성교가 제대로 이루어지지 못하는 경우입니다. 성생활시 4번 시도해서 1번 이상 실패하는 경우를 말하고 '기가 약해졌다' '양기가 부족하다' 혹은 '허해졌다' 느니 하는 말로 표현되기도 합니다.

발기부전은 우리 나라의 경우 약 150만 명 정도의 환자가 있다고 추정되고 있으며, 특히 연령이 높아질수록 발생 빈도가 증가합니다. 미국의 한 조사에 의하면 40대에서는 약 40%, 50대에서는 약 50%, 60대에서는 약 60%에서 스스로 발기부전이라고 생각할 정도로 흔한 질환중 하나입니다.

예전에는 발기부전의 원인을 대개 심인성 요인으로 생각했는데 최근에는 약 80%이상이 고혈압이나 동맥경화, 고지혈증 같은 심혈관계 질환, 당뇨병 등이 주요 원인이 되고 있습니다. 따라서 이런 질환의 치료를 시작하면 발기부전이 차츰 좋아지는 경우가 많습니다.

또한 코카인 같은 마약이나 과도한 술, 담배를 써도 이런 현상이 올 수 있습니다. 아주 건강한 사람도 때로 심한 피로나 스트레스가 있을 때 이런 현상이 일시적으로 올 수 있으므로 너무 염려할 필요는 없습니다.

발기부전은 개인적으로는 자신감의 상실이나 대인관계 기피, 심하면 우울증까지 생기며 가정생활, 대인관계에 심각한 장애를 주기도 합니다. 그러므로 발기부전으로 인해 성생활이 원활하지 못할 때는 망설이지 말고 보다 적극적으로 치료를 서둘러야 합니다. 발기부전 치료는 효과가 아주 좋습니다. 특히 심인성인 경우 70~80%까지 치료가 효과적입니다.

치료약제로 최근 미국에서 개발한 경구용 발기부전증 치료제인 바이그라(viagra)나, 요도주입식 치료제인 '뮤즈' 등이 쓰이고 있습니다. 단, 이러한 약제는 기본적인 심혈관 질환에 악영향을 주어 위험한 부작용이 나타나지 않도록 의사의 처방과 주의를 받으면서 써야 합니다.

조루증 : 성교시 여성이 완전한 성흥분기에 도달하기 전에 벌써 사정이 되어버리는 경우로 심하면 질내에 삽입 후 1분도 못 되어 사정이 끝나기도 합니다.

조루증은 성적감각 조절훈련, 사정직전 음경 압박요법, 혹은 약물치료 등으로 80~90% 치료가 가능합니다.

여성이 성적인 만족감을 얻지 못한 결과 성에 대한 흥미를 잃고 성교의 기회가 많이 줄어 임신이 잘 안 되는 수가 있으므로 이런 경우, 부부가 서로 터놓고 문제점을 이야기하고 협조하여 치료하면 좋은 결과를 얻을 수 있습니다. 조루증을 치료하는 데는 여성의 이해와 협조가 무엇보다 필요합니다.

사정장애 : 발기는 되어 있으나 계속 사정이 안 되어 남성이 절정감을 갖지 못하는 경우입니다.

성교시간이 상대적으로 길어지고 남성 역시 지칠 수 있으므로 성교에 대해 서로 부담감을 생겨 성교를 자주 하지 않으려고 할 수 있습니다. 이런 경우 정상적인 성교 이외의 다른 방법, 즉 오랄 섹스나 다른 인위적인 방법, 자극을 줄 수 있는 비디오 등을 사용해 절정감을 느끼도록 합니다.

임신하는데 지장을 주는 여성의 성기능장애에는 어떤 것이 있을까요

정상적인 성반응 주기는 미국 정신의학회의 분류에 따르면 처음 성욕기와 흥분기를 거쳐 극치기, 해소기로 나뉘어집니다. 흔히 성기 능장애란 여러 가지 원인에 의해 이러한 정상적인 성반응 주기에 지장이 있을 때를 말합니다.

불임은 뜻밖에 원만하지 못한 성생활에서도 비롯될 수가 있습니다. 임신하는 데 때로 문제가 될 수 있는 여성의 성기능 장애는 다음과 같습니다.

성욕저하증: 부부 어느 쪽이건 성행위에 대해 전혀 욕구가 없는 상태입니다. 과도하게 육체적으로 피로할 때나 정신적인 스트레스가 심할 때 이런 현상이 올 수 있습니다. 육체적인 질환이 있거나 술, 담배를 너무 과도하게 하는 경우에도 올 수 있습니다.

성욕저하증이 나타날 때는 왜 그러는지 원인을 파악하는 것이 중요합니다. 성기능장애 중에서 가장 치료하기가 어려운 경우가 바로 성욕저하증입니다. 성욕저하로 인해 성관계를 갖지 않게 되면 자연히 임신할 수 있는 기회를 얻지 못하는 것이지요. 실제로 불임부부 중에는 이런 경우가 종종 있습니다. 따라서 처음 면담시에 성생활에 대한 부분도 세심하게 이야기해야 합니다.

성혐오증 : 성행위 자체를 혐오하면서 기피하는 일종의 성공포증입니다. 역시 성관계가 정상적으로 이루어지지 않기 때문에 불임으로 이어질 수 있습니다.

극치감 장애 : 정상적인 성반응 주기에서 흥분기 후에 뒤따르는 극치감, 즉 오르가슴을 전혀 경험하지 못하는 경우입니다. 여성이 오르가슴을 느낄 때, 자궁수축이 일어나는데, 이 수축력으로 인해 정자가 자궁 속으로 밀고 들어가는 속도가 더 좋아져서 임신하는 데 좋은 영향을 줍니다. 그런 의미에서 전혀 오르가슴을 못 느낀다는 것은 임신에 불리한 조건이 될 수 있습니다.

성교통 : 성교로 인한 통증을 심하게 호소하는 경우로 성행위에 관련된 불안이나 공포가 있을 때 많습니다. 아니면 자궁내막증이나 골반 염증이 심한 경우에 심한 성교통을 일으킬 수 있으므로 상담을 해 보아야 합니다.

질 경련 : 질 입구의 근육이 딱딱하게 굳어져 부드러워야 할 질벽이 단단한 조개처럼 닫혀 있는 경우를 말합니다. 따라서 성교가 이루어지는 데 매우 애로사항이 됩니다. 이런 경우는 아주 드물지만 무의식적으로 성교 자체에 불쾌감이나 거부감이 강할 때 일어날 수 있습니다.

이때 충분한 전희와 부드러운 분위기로 긴장을 풀어 주어 질이 부드럽게 열리게 해야 합니다. 그래도 문제가 되면 질을 확장시키는 확장기를 작은 것부터 점점 굵은 것으로 바꾸어가며 확장시키든지 질경을 넣어 벌려 둔 채로 20~30분 정도 유지시키기도 합니다.

제 9 장

불임에 관련되는 질환

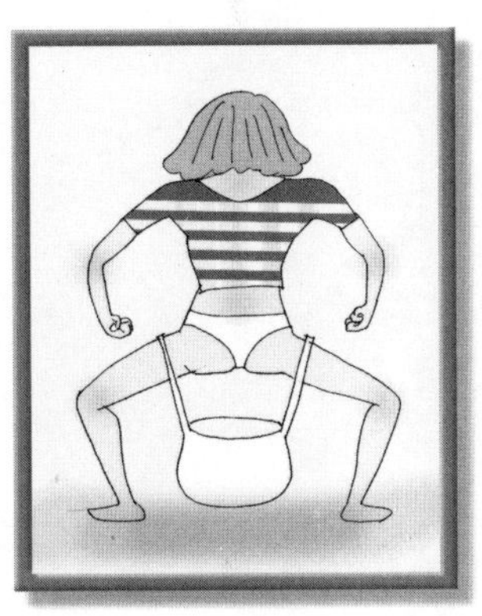

불임으로 갈 수 있는 습관성 유산

습관성 유산은 대개 임신 20주 이전에 3회 이상 계속 유산(recurrent spontaneous abortion)되는 경우를 말합니다. 요즘은 임신 주수에 관계 없이 임신유지에 3번 이상 실패하는 경우에 광범위하게 '반복성 임신 손실(recurrent pregnancy loss)' 이라고 표현하기도 합니다. 일단 유산이 계속하여 2번 되면 앞으로 습관성 유산이 될 가능성이 있기 때문에 미리 원인을 찾아 치료를 시작하는 것이 바람직합니다.

습관성 유산의 원인은 다음과 같습니다.

1 유전학적 원인(5%) : 임신 초기, 즉 12주까지 유산의 가장 많은 원인은 태아의 염색체이상 때문입니다.(60%) 따라서 습관성 유산인 경우에는 유산물의 염색체 검사를 해보는 것이 도움이 됩니다. 습관성 유산 부부에게서 가장 흔한 염색체 이상은 균형전좌(balanced translocation)입니다

2 해부학적 원인(10%) : 선천적으로 자궁모양의 기형으로 중복자궁이나 쌍각자궁이 있을 때, 또는 후천적으로 자궁근종이나 자궁내막증, 자궁내막 유착증, 자궁경부 무력증이 있을 때입니다.

3 내분비적인 원인(17%) : 황체기 결함이나 갑상선 질환, 당뇨병이 있을 때 많습니다.

4 감염(5%) : 클라미디아, 사이토메갈로비루스, 헤르페스 바이러스, 톡소플라스마 감염과 괸계됩니다.

5 면역학적 원인 혹은 원인불명(60%) : 항인지질 항체(antlpho-spholipid antibody)나 항핵성 항체(antinuclear antibody)같은 자가항체가 나오는 자가면역성 요인(4%)과 조직적합성 항원(human leukocyte antigen;HLA) 개념으로 설명하는 동종면역성 요인(56%)으로 나뉘어집니다. 최근에는 원인을 알 수 없었던 습관성 유산의 대부분이 면역학적 원인으로 밝혀지고 있습니다.

자가면역성 요인은 혈액내에 자가항체가 증가되어 있으면 혈관이상이 초래되어 혈관수축, 혈소판 응집, 혈관내 혈전 등이 생겨 태아한테 가는 혈액공급이 차단되면서 유산이 된다는 주장입니다.

동종면역성 요인은 부부사이에 HLA가 비슷하여 서로 공유하고 있는 부분이 많은 경우 정상산모에서와 같이 태아에 대한 거부반응을 일으키지 않도록 하는 차단항체가(blocking antibody) 형성되지 않음으로써 태아를 유산하게 된다는 논리인데 아직은 논란이 많습니다.

그렇다면 습관성 유산의 치료는 어떻게 해야 할까요?

유전적 원인 : 원인에 따라 치료를 해주어야 합니다. 2번 이상 유산이 계속될 때는 부부의 염색체 검사가 필요합니다. 부부에게 균형전좌가 있더라도 과거 임신력이 정상적일 수 있기 때문에 염색체에 이상이 없다고 생각하면 안 되고, 유산이 계속될 때는 꼭 부부의 염색체 검사를 하고 거기에 따른 유전상담이 필요합니다.

해부학적 원인 : 교정이 불가능한 경우(쌍각자궁이나 단각자궁)는 관찰을 해보고 쌍각자궁은 스트라스만(strassmann opration)수술, 중격자궁(septate uterus)은 톰프킨스 수술(tompkins operation)을 하여 성형해 줍니다. 성형수술 후에는 프레말린과 푸로베라를 사용하여

지금까지 살펴 본 바와 같이 습관성 유산의 대부분이 면역학적인 원인으로 밝혀지고 있습니다. 습관성 유산 환자는 기본적인 검사를 철저히 해도 전혀 원인이 밝혀지지 않거나 조직항원 검사에서 동종면역학적인 원인으로 밝혀진 경우 임파구 면역요법의 치료가 효과적이고 안전하기 때문에 한 번쯤 시도해 볼 만한 가치가 있다.

임파구 요법은 남편의 혈액에서 임파구를 추출하여 모체에 투여해 줌으로써 태아에 대한 면역반응을 최대한 억제하는 차단항체의 생성을 증가시키자는 것이 치료 목적입니다.

물론 수혈로 인해 생길 수 있는 모든 감염검사가 정상인 것을 확인하여 이상이 없을 때 시행합니다. 만약 남편의 혈액에 문제가 있다면 남편이 아닌 제3자의 혈액을 사용할 수도 있습니다. 혈액을 약 50cc 정도 채취하여 30분간 원심분리한 다음 임파구 층만 수거하여 세척, 다시 10분간 3회 원심분리하여 세척한 후 임파구가 2~10 6/ml 정도 포함하게 하여 배양액과 함께 식염수 0.5cc를 3주 간격으로 3번을 팔에 피내주사합니다.

내막 재생을 도와주게 됩니다.

자궁내막 유착증이 있을 때에는 자궁내시경을 보면서 박리를 해주고 수술후에 역시 호르몬약제를 투여합니다. 만약 자궁경부 무력증으로 진단된 경우는 임신 13~15주 사이에 맥도날드 수술이나 쉬로드카 수술을 하여 경부를 묶어주고 분만시에 풀어 줍니다.

내분비학적인 원인 : 기초체온이 상승한지 10~12일째의 자궁내막이 연속적으로 2주기에서 2일 이상 차이를 보일 때 황체기 결함이란 진단을 내릴 수 있는데, 이때는 배란후 3일째부터 초음파상 심장박동이 확인될 때까지 매일 프로게스테론을 사용하거나 월경 초기에 배란유도제를 써서 극복합니다.

감염 : 어떤균에 감염되었는지 검사하기가 쉽지 않으므로 무조건 검사하지 않고 독시사이클린을 하루에 200mg씩 1주일 정도 투여합니다.

면역학적 원인 : 자가면역과 동종면역으로 나뉩니다.

자가 면역-항인지질 항체를 억제하기 위해 헤파린과 저용량의 아스피린 40~80mg을 임신진단과 함께 사용하여 분만 후 1개월까지 투여해 주는 것이 가장 부작용이 적습니다.

동종면역-습관성 유산의 원인중 가장 많은 부분에 해당됩니다. 배우자의 혈액을 사용하거나 상품으로 나온 글로불린을 사용합니다. 감염에 대한 검사가 정상인 것을 확인한 후 배우자의 혈액을 이용하여 임파구를 투여해 주는 방법입니다. 제품으로 나온 글로불린은 습관성 유산에 좋은 효과를 보이고 있는데 너무 비싸서 경제적인 부담이 많습니다.

불임을 일으킬 수 있는 자궁내막증

원래 자궁내에만 존재하는 내막조직이 자궁이외의 부분에 자리 잡고 있을 때를 '자궁내막증' 이라고 합니다. 자궁내막증이 일어나는 가장 흔한 장소는 골반 내의 장기와 복막입니다. 병의 원인에 대해서는 여러 가지 설이 있지만 그중 하나는 월경출혈이 난관을 통해 역류를 하면서 병이 생긴다는 것입니다.

최근에는 월경출혈의 역류는 누구에게나 일어날 수 있기 때문에 자궁내막 세포가 자궁이외의 다른 부분에 있다고 해 무조건 내막증이 아니고, 이로 인해 골반강 내의 조직손상과 유착 등이 발생되어 병적인 상태를 나타낼 때만 자궁내막증이라고 진단하는 것이 옳다는 의견도 있습니다. 즉 '월경의 역류'는 여성의 95%에서 나타나는데도 불구하고 특정인에게만 내막증이 발병하는 것은 개인적으로 면역학적인 방어력에 차이가 있는 때문으로 보는 것입니다.

아무튼 자궁안에만 존재해야 할 자궁내막 세포가 자궁외의 부위에 존재하면서 불임증, 통증, 자연유산 등과 같은 여러 가지 다양한 병적 증상을 유발할 때를 자궁내막증이라고 진단할 수 있습니다.

자궁내막증의 병변은 대개는 까맣거나 청색의 조그마한 점이나 물집 등으로 한 두 개, 혹은 여러 개가 뭉쳐서 나타나므로 개복시나 진단 목적으로 복강경 검사를 했을 때 이런 색으로 병변이 나타나면 일단 자궁내막증을 의심해야 합니다. 그러나 때로는 백색의 유착이나 적색, 황색의 특이한 병변도 있으므로 진단하는 데는 많은 경험과 관찰이 필요합니다.

자궁내막증이 있더라도 상당수에서 증상이 없는 경우가 많지만 심한 월경통이나 성교통을 심할 때는 의심해 보아야 합니다. 그외 질출혈, 하복부 혹은 골반동통, 불임증, 자연유산 등을 동반하기도 합니다.

자궁내막증을 진단하는 데 가장 간편한 것은 초음파 검사를 해 골반내에 혈액성 낭종이 있는지 살펴보고 내진상 통증을 나타내는 부위가 있는지 보는 것입니다. 이러한 검사에서 내막증이 의심될 때는 복강내시경을 하면 확실하게 진단할 수 있습니다. 혈액을 뽑아 CA125라는 항원검사를 하는 방법은 진단목적으로는 별 의미가 없고, 다만 계속적인 검사를 해봄으로써 치료후 효과를 알아내거나 자궁내막증의 재발가능성을 예측하는 데는 도움이 됩니다.

그렇다면 왜 자궁내막증이 있으면 불임이 될 수 있을까요? 자궁내막증이 있으면 우선 그 부위에 염증반응을 일으켜 유착증상이나 종양 등을 가져올 수 있습니다. 그 결과, 나팔관이 막힐 수도 있고 골반내 유착을 일으키기도 해 정상적인 수정과정을 방해하는 것입니다. 그러나 전혀 장기의 변화를 초래하지 않는 경증에서도 불임이 많이 나타나는데, 이것은 병의 발생기전이 면역기능의 저하로 설명되듯이 내막증이 있는 사람은 기본적으로 수태능력이 저하되어 있기 때문으로 봅니다.

자궁내막증의 치료는 병변이 아주 심해 장기의 변화가 있는 경우, 즉 유착이 심하거나 막히거나 혹은 종양이 생긴 경우는 종양을 제거하고 병변을 제거하며 유착을 박리해 주어야 합니다. 수술을 할 때는 개복수술보다는 주로 복강경을 이용한 내시경 수술을 많이 합니다. 복강경 수술이 유착이 훨씬 적고 회복이 빠르기 때문입니다. 내시경을 이용하여 내막증 병변이 있는 부위를 전기나 레이저로 제거합니다.

자궁내막증에 의한 난소종양이 있을 때는 만약 3cm 이하로 적으면 내용물을 빨아낸 뒤 내벽을 소작합니다. 만약 크기가 크면 재발을 방지하기 위해 난소낭종의 벽을 깨끗이 제거해 주고 , 난소는 몇 분의 일만 남아 있어도 그 기능을 유지할 수 있기 때문에 가능하면 남겨두는 것이 좋습니다. 낭종의 크기가 7~8cm이상 크거나 장유착이 심할 때, 낭종의 파열로 복강내 출혈이 있을 때는 개복수술을 합니다.

그러나 병변이 심하지 않는 경우는 약물치료를 많이 합니다. 경증의 내막증이 있을 때는 불임이 병변 그 자체에 의해서라기보다는 수태능력의 저하 자체로 여겨지기 때문에 약물치료가 전혀 임신율을 향상시키지는 않습니다. 따라서 내막증 환자가 상당기간 지나도 임신이 안 되면 과배란 유도와 인공수정, 또는 시험관아기시술을 하는 것이 바람직합니다.

약물치료는 내막증이 에스트로겐에 의존하는 질환이므로 에스트로겐을 억제시키는 약제를 씁니다. 다음과 같은 약제입니다. ① 피임약제를 씁니다. 특히 심한 월경통이나 골반통을 호소하는 미혼여성에게 부담없이 수 있고, 좋은 효과를 볼 수 있습니다. 매일 한 알씩 6~12개월을 사용합니다. ② 프로게스테론 제제인 푸로베라가 다나졸에 비해 비용도 적고 부작용이 훨씬 덜하며 통증을 가라앉히는 효과가 좋아 많이 쓰입니다. 특히 수술후에도 통증이 좋아지지 않는 경우 고용량의 푸로베라를 사용하면 좋은 효과가 있습니다. 단 부작용으로 우울증이 심각하게 나타날 수 있습니다. ③ 부작용도 있고 비용도 많지만 다나졸을 씁니다. 하루에 800ml는 최소한 사용해야 효과적으로 치료할 수 있습니다. ④ 수술치료후 내막증의 재발이 있을 수 있고 육안으로 알아낼 수 없는 미세한 병변이 남아있을 수 있으므로 일단 수술을 한 뒤에 약물치료를 하자는 병합요법을 해야 한다는 주장도 있습니다. 그러나 불임환자인 경우는 수술후 5~6개월 사이에 임신이 가장 많이 되므로 수술직후에 바로 약물치료를 하지 말고 자연적으로 임신을 기다려보다가 약을 써야 합니다.

다른 방법으로는 수술전에 미리 약물을 쓰는 방법이 있습니다. 이렇게 하면 병변의 정도를 줄일 수 있어 수술이 훨씬 간편하고 약물치료를 미리 해버려서 환자가 더 편할 수도 있습니다.

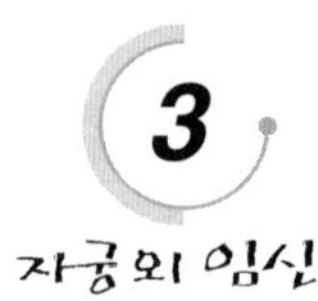

3

자궁외 임신

정자와 난자가 수정된 배아는 자궁내막에 착상됨으로써 비로소 정상임신이 시작됩니다. 그런데 자궁외 임신이란 자궁이 아닌 다른 곳에 착상된 경우입니다. 자궁이 아닌 다른 장소는 구체적으로 어떤 곳일까요? 복막에 착상이 되는 복막임신은 태아가 내장이 있는 복강 안에서 자라고, 난소에 임신이 되면 난소임신이 됩니다. 실제로 이런 경우는 아주 드물고 나팔관에 임신되는 나팔관임신이 가장 많습니다. 미국에서는 약 100명 당 1명꼴로 나타나고 있습니다.

자궁외 임신이 불임과 관계가 있는 것은 자궁외 임신으로 인해 나팔관이 망가지거나 수술해버리면 임신을 영원히 못하게 되기 때문입니다. 그러므로 무엇보다도 자궁외 임신이 되지 않도록 예방하는 것이 중요하고, 조기진단을 받아 병변이 커지기 때문에 치료함으로써 나팔관을 최대한 보호해 불임이 되지 않도록 해야 합니다.

자궁외 임신의 가장 많은 원인은 나팔관염증이나 나팔관 주위의 염증입니다. 나팔관내에서 수정이 된 수정란은 난관내 점막의 융모 운동에 따라 자궁강내로 착상하게 되는데, 이때 만약 염증으로 나팔관이 좁아졌다거나 점막에 이상이 있으면 수정란의 이동이 방해가 되어 난관내에 그냥 머물게 됨으로써 난관임신이 되는 것입니다. 결국 난관에 자궁외 임신이 되는 것은 난관염증 때문인 경우가 가장 많습니다.

그렇다면 난관염증은 어떤 경우에 많이 생길까요? 성병으로 인한 급성골반염이나 유산수술후 염증, 급성이나 만성 맹장염, 자궁내막증에 의한 나팔관과 그 주위의 염증이 원인이 됩니다. 자궁외 임신이 과거 20년 전에 비해 훨씬 증가한 것은 우선 성병으로 인한 나팔관염증, 자궁내착상을 방해하는 루프피임, 호르몬 제제의 피임약을 쓰는 인구가 증가한 것이 원인입니다. 또 난관불임수술이나 임신중절수술이 늘어나면서 그 후유증으로 나타나는 염증발생도 한 원인입니다.

자궁외 임신이 됐다 하더라도 처음에는 정상임신과 같이 입덧도 있고 월경이 사라져 임신반응검사를 하면 임신으로 나옵니다. 그러나 불쾌감이 느껴질 정도로 하복부에서 통증이 느껴지고 대개는 자궁에서 소량의 출혈이 계속되는 경우가 많습니다. 때로는 이런 증상이 전혀 없을 수도 있으므로 자궁외 임신을 가장 빨리 진단하려면 임신증상이 있을 때 서둘러 부인과 전문병원에 가서 진단을 받아야 합니다.

　　요즘은 아주 화상이 좋은 질초음파가 발달되어 있으므로 임신초기에도 아기집의 위치가 정상인지, 아닌지를 알 수 있습니다. 그러나 질식초음파가 자궁내에 진짜 임신이 아닌 자궁외 임신때 나타나는 가짜 임신낭과 구별을 잘 해야 할 때도 있습니다. 질식초음파를 해서 자궁외 임신인지 애매할 때는 혈청내의 임신호르몬 검사를 하고, 복강 안에 출혈이 고인 것 같을 때는 직접 가는 바늘을 이용해 천자해 보면 알 수 있습니다. 아니면 골반현미경을 이용해 직접 눈으로 확인하기도 합니다.

　　이같은 조기진단이 발달한 덕분에 자궁외 임신으로 인한 여성의 사망률은 과거에 비해 훨씬 줄었습니다. 그렇다고 자궁외 임신으로 인한 사망률을 소홀하게 생각하면 안 됩니다. 난관파열로 인한 복강 내 출혈은 치명적일 수 있고, 특히 난관 중에서도 자궁 쪽에 가까운 부위는 더 위험을 가져올 수 있습니다.

　　일단 자궁외 임신으로 진단되면 출혈정도, 환자의 혈압상태, 자궁외 임신 덩어리의 크기에 따라 개복수술이나 골반현미경을 이용한 수술을 할 것인지 또는 약물로만 치료를 할 수 있는지를 결정합니다. 과거에는 자궁외 임신이면 무조건 개복수술을 했지만 이제는 조기에만 진단되면 약물요법으로도 효과가 좋고, 골반현미경 수술을 하면 개복을 하지 않기 때문에 흉터도 없고 회복기간도 빠릅니다. 입원기간도 3~4일로 단축할 수 있어 편리합니다.

　　그렇다면 자궁외 임신이면 무조건 골반현미경 수술이 가능할까요? 그렇지는 않습니다. 이미 출혈이 심해 복강안에 출혈이 심해 환자의 혈압상태가 위급할 때는 응급수술을 요하므로 바로 개복을 해야

합니다. 또 자궁외 임신 주위로 유착이 심하여 현미경으로 수술하기
에 무리인 경우도 있습니다.

수술을 하지 않고 약물로 치료를 할 수 있는 경우는 자궁외 임신
초기입니다. 자궁외 임신된 부피가 3+1cm 이상으로 이미 커버렸거나
출혈이 많으면 수술을 해야 합니다.

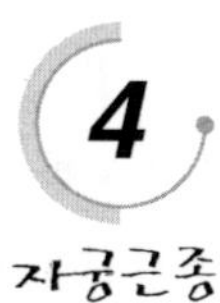

자궁근종

자궁근종은 여성의 자궁에서 생기는 양성종양 중 가장 많은 종양
입니다. 45세 이상의 여성 5명중 1명 정도는 이 근종을 가지고 있을
정도입니다. 40세 이상의 여성 40~50%에서는 전혀 증상이 없이 근종
이 나타나고 있습니다.

자궁근종이 불임을 일으키는 것은 약 3% 정도로 적습니다. 근종
이 나팔관 입구를 막고 있거나 자궁경부 혹은 내막을 차지하고 있어
서 착상을 방해한다고 판단되면 수술로 근종을 제거하면 의외로 임
신이 잘 됩니다. 그러나 이런 확실한 증거가 없더라도 특별한 원인이
없이 임신이 잘 안 되면 근종수술을 했을 때 임신효과가 좋을 수 있습
니다.

근종이 생기는 원인은 확실하지는 않지만 자궁근육 조직내의 단한 개의 변이된 종양세포가 그 성장을 조절하는 능력을 상실한 결과, 종양이 된 것으로 봅니다. 자궁근종은 가족력이 관계되는 경우가 많고, 혹의 성장은 여성호르몬인 에스트로겐과 관련이 많습니다. 따라서 난소기능이 왕성한 젊은 나이에는 빨리 자라지만 갱년기가 되면 크기가 많이 감소합니다.

근종의 가장 흔한 증상은 월경량이 많은 월경과다입니다. 그외에 만성적이고 기분나쁜 월경통, 성교통, 압박감으로 나타납니다. 방관을 압박해 빈뇨가 나올 수도 있습니다. 따라서 40대 이상의 여성의 월경량이 많아지면서 아랫배가 거북한 통증이 있을 때는 검사가 필요합니다. 때로 장막하 근종이 꼬여 심한 급성복통을 일으키기도 하는데 이때는 자궁외 임신, 유산 등과 착각될 수 있습니다. 근종은 나이가 많은 노년기에는 칼슘이 가라앉아 X-ray나 초음파에 하얀 돌덩이나 동전처럼 나타나기도 합니다.

근종이 생기는 부위에 따라 자궁입구에 생기는 자궁경부 근종과 자궁의 몸체에 생기는 체부근종이 있는데, 체부근종이 많습니다. 혹이 생긴 깊이에 따라서는 가장 표면에 가까운 장막하, 그 다음이 근육내, 자궁의 내부에 생기는 점막하근종이 있습니다.

내진을 해보거나 질식초음파를 한 후에 '혹이 있습니다.' 하면 여성들은 많이 놀라며 암은 아닌지 걱정을 합니다 그러나 근종이 암이 되는 경우는 아주 드뭅니다. 약 200명에 1명 정도로 악성변이를 일으킨다고 봅니다. 따라서 정기적인 검진을 꾸준히 해 갑자기 크기가 커지거나 초음파상 종양의 내부가 지저분해 변이를 나타내는 것 같으면 수술을 하는 것이 현명합니다.

　　자궁근종이 비록 양성종양이긴 하지만 통증이나 출혈증상이 심하고 빈혈, 심장비대증까지 초래할 수 있으므로 40대 이후여서 출산과 관계가 없을 때는 수술을 서두르는 것이 좋습니다. 그러나 아직 출산의 문제가 있고, 근종의 개수가 많지 않아 분리하기 좋을 때는 근종만을 제거하거나 호르몬 치료를 우선 합니다. 그렇지 않으면 자궁을 전부 들어내는 자궁적체술을 합니다. 실제로 자궁적체술을 하는 가장 많은 원인이 되는 것이 자궁근종입니다.

　　자궁을 들어내면 여성으로서 거세당하는 것과 같은 입장이 되는 것은 아닌가 걱정을 하는 사람이 많지만 호르몬이 분비되는 난소만 있다면 성관계에도 지장이 없습니다. 또 자궁적체술을 하면 근종의 재발부담도 없고 자궁암, 자궁경부염 등의 위험에서 벗어날 수 있는 장점이 있습니다. 따라서 환자의 나이와 출산상태, 건강상태, 근종의 상태 등 여러 가지를 고려해 환자에게 적합한 치료방법을 선택해야 합니다.

　　약물치료를 하는 경우는 agonist 약제를 써서 크기를 3~4회 치료로 40~60%까지 줄일 수 있으나 절반가량은 몇 개월이 지나면 원래 상태로 커지기도 합니다. 그러나 아직 출산능력을 유지해야 할 경우나 출혈로 인해 심한 빈혈을 교정해 주어야 할 때, 당장 수술을 해야 할 입장이 못되는 경우는 약물치료를 합니다. 때로 약물치료후 에스트로겐이 저하되면 골다공증이나 얼굴이 달아오르는 증상이 나타납니다. 이때는 갱년기 여성에게 쓰는 호르몬 보충요법을 합니다.

제 **10** 장

난관·정관복원수술

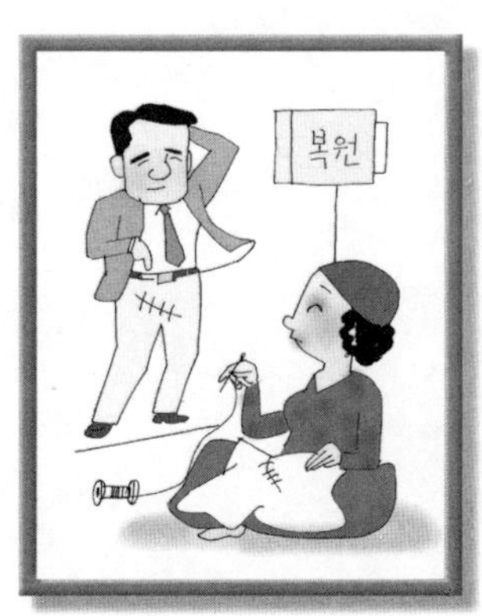
복원

난관·정관복원수술이란 무엇일까요

더 이상 아기를 낳지 않기 위해서 영구피임 방법으로 여성은 난관불임수술을, 남성은 정관불임수술을 합니다. 그러다 다시 여러 가지 원인에 의해 아기를 원할 때, 수술한 부위를 풀고 다시 복원해야 할 경우가 있습니다. 복원수술은 다음의 경우에 많이 합니다.

복원수술을 하는 경우

1 재혼을 하는 경우.

2 남아선호 사상이나 경제적 안정으로 인해 아기를 더 낳기를 원하는 경우.

3 불의의 사고나 병으로 아기를 잃은 경우.

나팔관복원수술은 어떻게 하고, 수술후 임신율이 좋을까요

우선 수술하기 전 골반경검사를 하여 골반안의 상태를 살펴 봅니다. 현재 남아있는 나팔관의 상태가 너무 염증이 심하거나 길이가 짧아서 1~2cm 정도밖에 안 될 때, 난관채 부위가 너무 손상을 입었을 때는 수술 후 결과가 별로 좋지 않습니다. 이런 경우에는 바로 시험관아기시술로 들어가기도 합니다. 따라서 수술전에 골반경 검사를 기본적으로 하는 것이 좋습니다.

나팔관의 내면은 아주 미세하고 특히 자궁에 붙어 있는 쪽은 머리카락처럼 가늘어서 육안으로는 수술이 정교하지 않습니다. 이때는 현미경을 사용하여 수술을 하며, 수술기구나 실, 바늘도 육안으로는 거의 보이지 않는 미세한 것들을 사용합니다.

수술후 임신율은 현재의 나이, 불임수술을 받은 시기, 수술을 받은 방법, 즉 전기로 지졌는가 링을 끼웠는가에 따라 다르고 나팔관 주위의 염증이나 남아있는 나팔관의 길이에 따라서도 달라집니다. 남아있는 나팔관의 길이가 길수록 임신하는 데는 유리합니다.

특별히 나쁜 경우가 아니면 70~80%정도의 임신율을 보입니다. 특히 링으로 끼운 경우는 90%까지도 임신이 가능하므로 시험관아기시술보다는 복원수술을 하는 편이 훨씬 임신율이 높습니다.

복원수술 후에는 어떤 점을 주의해야 할까요

때로 복원수술을 한 부위에 자궁외 임신이 될 가능성이 있으므로 임신인 것 같으면 즉시 정확한 진단을 받아야 합니다. 요즘은 자궁외 임신이라고 하더라도 조기에만 발견하면 수술하지 않고 약물치료로 가능합니다.

또 복원수술후 잘 연결되었는지 나팔관 소통 여부를 확인하는 것도 최소한 한 번 이상 필요합니다. 수술후 1년 반 정도 기다려도 임신이 안 되면 과배란 유도나 인공수정 등을 상담해 보는 것이 좋습니다.

정관복원수술은 언제 할까요

정관불임수술을 하고 나서 얼마나 경과했나, 혹은 정관 주위의 염증이나 유착 정도에 따라 임신예후가 달라집니다. 그러나 보편적으로 난관복원수술보다 훨씬 임신율이 높게 나옵니다.

정관복원수술은 현미경을 이용한 미세수술 기법으로 하는 것이 더 정교하고 임신율이 좋습니다. 수술후 약 4~6주 후에 정액검사를 해 보아 정자가 잘 나오는지를 보고, 정관을 묶어 놓은 결과 정자에 대한 항체가 생겼는지를 함께 검사해 봅니다. 만약 항체가 생겼다면 훨씬 임신예후가 나쁩니다. 전혀 정자가 나오지 않는다면 정관이 다시 막혔거나 고환 자체의 이상일 수 있으므로 고환 검사도 해야 합니다. 만약 막혔다면 재수술을 고려할 수 있습니다.

제 11 장
신문 · 잡지에 실린 글

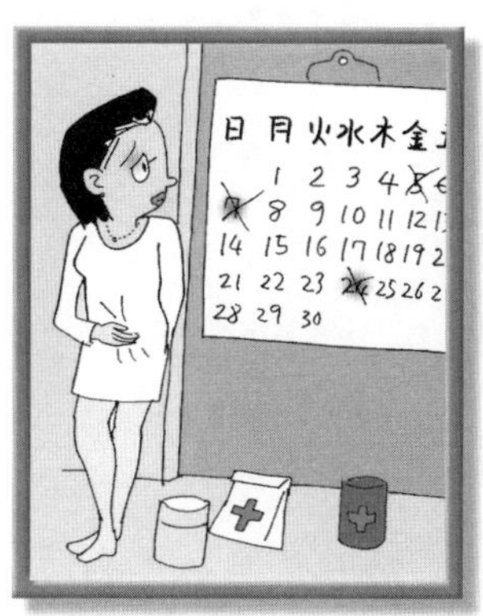

적극적인 자세로 시간을 할애해야 불임을 극복한다

삶과 죽음의 행렬이 끝이 없듯 사랑하는 젊은 남녀의 만남도 인류가 존재하는 한 끝없이 되풀이되는 자연의 순리이다. 하루에도 수없이 탄생하는 젊은 부부들, 그들의 모습은 각각 다르지만 꿈꾸는 행복의 청사진은 거의 비슷한 모습들을 하고 있다. 믿음과 사랑 속에서 아기를 낳고 비로소 가정이라는 울타리를 확인하는 행복한 모습은 가장 인간적이면서도 자연스러운 것이 아닐까.

이 세상의 사랑하는 젊은 남녀들이 결혼할 때는 모두가 그렇게 행복한 것만을 꿈꾸지만 사람이 살아가는 데는 항상 뜻하지 않은 변수가 작용하는 법이다. 생각지도 않은 어려움이 생길 가능성이 언제나 존재한다. '불임'은 젊은 부부들이 부딪치게 되는 역경 중의 하나일 것이다.

생명을 생명으로 이어가고 싶다는 소박한 바램이 이루어지지 않아 시련을 겪게 되는 불임문제를 덮어 두면서 속으로만 앓아서는 안 된다. 많은 불임부부들이 바쁜 생활 때문에 '잘 되겠지' 하는 막연한 희망으로 시간을 허비하거나, 처음부터 쉽게 낙담해 버리는 경우가 많다.

불임을 빨리 극복하기 위해서는 우선 적극적인 자세로 불임치료에 시간을 할애 하는 것이 중요하다. '왜 임신이 안 되는가'에 대해 적극적으로 알아보고 치료도 받아 보자. 문제의 껍질을 한 장씩 벗기다 보면 마침내 조개속에 깊이 박혀 있는 빛나는 진주를 찾아내듯 원하던 아기를 꼭 얻을 수 있으리라 믿는다.

임신의 신비

여성은 임신을 하여 새로운 생명을 잉태하고 출산하는 신비를 겪는다. 그런 의미에서 여성은 남성들은 가질 수 없는 특권을 부여받은 성(性)이다. 여성은 이 특권만으로도 기쁨과 경이, 기다림과 사랑이 무엇인지를 온 몸으로 느끼며 훨씬 풍요로운 생(生)을 살아갈 수 있다. 그렇다면 여성의 임신은 어떻게 이루어질까?

여성의 가장 기본적인 생식세포는 난자이다. 배란기가 되어 난자가 난소로부터 튀어나오게 되면 난관채 끝이 바르르 떨리면서 나팔꽃처럼 벌어지며 난자를 끌어 들인다. 엄청난 신비가 아닐 수 없다. 일단 난자가 나팔관 안으로 들어오면 나팔관 안의 아주 미세한 섬모들이 운동을 하여 난자를 자궁쪽으로 옮겨주기 시작한다.

이때 만약 자궁을 따라 열심히 올라온 정자와 만나 수정이 된다면 바로 임신이 성립되는 것이다. 수정은 나팔관중 가장 넓고 넉넉한 부분인 팽대부에서 이루어진다.

정자는 남성이 한 번 사정시 최고 4~5억 마리까지 나오기도 한다. 이 중 단 200마리 정도만 겨우 나팔관까지 올라와 난자와 수정할 수 있는 기회를 갖고, 결국 수정을 하는 것은 한 마리뿐이다. 단 한 마리의 정자만 있어도 임신이 되는데, 왜 이토록 많은 정자가 사정시에 나올까? 이것 역시 아직 알 수 없는 인체의 신비에 속한다.

아무튼 정자와 수정된 배아는 아주 조심스럽게 나팔관을 따라 서서이 다시 자궁쪽으로 이동을 하는데 수정후 약 5일이 되면 자신이 몸담고 자랄 자궁에 마침내 도착한다. 자궁내막은 황체화호르몬으로 인해 배아를 받아들이기 좋게 아주 영양분이 풍부하고 벨벳처럼 부드러워져 있다.

만약 수정된 배아가 자궁내막에 착상하면서 자리를 잡는다면 무럭무럭 자라서 10달 후, 정확히 40주 후에 드디어 귀여운 아가가 되어 이 세상으로 나오게 되는 것이다. 그러나 수정된 배아가 내막에 착상되지 않는다면 애써서 준비했던 자궁내막은 그대로 월경이 되어 밖으로 흘러나와 버린다.

아기를 꼭 가져야겠다는 생각만으로도 임신이 될 수 있다

상계동에 사는 정모 씨(29세)는 결혼한지 2년 된 새댁이다. 성격이 밝아서 누구에게나 호감을 주는 편이고 건강하여 운동도 좋아한다. 그러나 어쩐 일인지 아기가 생기지 않아 시부모님도 염려하시는 것 같고 남편도 은근히 불안해하자 다니던 직장도 그만두고 아기를 갖기 위해 노력하기 시작했다.

그러나 몇 달이 지나도 임신 소식이 없자 초조해진 그는 마침내 친구의 소개로 필자의 불임클리닉에 등록을 하게 되었다. 다음달 생리가 시작되면서 여러 가지 불임검사를 시작하기로 했는데 웬일인지 생리예정일이 상당히 지나도 월경이 없었다.

　어느 날 정씨는 핼쑥한 모습으로 진료실에 나타났다. 그리고는 내게 "선생님, 이상해요. 생리가 아직 안 나와요."하고 말했다. 그래서 "혹시 임신한 것 아니에요?" 했더니 그는 "설마 그럴리가요?" 했다.

　그러나 소변검사를 통한 임신 반응검사를 해본 결과, 확실한 양성이었다. 질초음파 상에는 조그만 임신낭이 예쁘게 자리잡고 있었다. 의심할 여지가 없는 정상 임신이었다.

　불임클리닉에 등록한 환자들 중에는 정씨처럼 아무런 검사도, 치료도 하지 않았는데 자연히 임신이 되는 경우가 종종 있다. '아기를 갖고 싶다' 는 절실한 욕구가 중추신경을 자극하고, 이로 인해 성선자극호르몬의 분비가 증가함으로써 임신이 가능하지 않았을까 싶다. 모든 불임환자들이 이렇게 쉽게 임신이 된다면 얼마나 좋을까 하는 생각을 가끔 해보곤 한다.

불임에는 일차성 불임과 이차성 불임이 있다

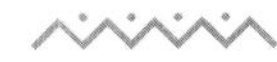

　박모 씨(29세)는 결혼한지 3년이 되는 주부이다. 결혼하자마자 시댁에서 분가를 하여 부부만의 행복한 신혼생활을 시작하였다 그런데 결혼한지 2년이 되었는데도 아직 아기가 없다. 시어른들의 눈총도 눈총이지만 처음엔 희망적으로 위로를 하던 남편까지 초조한 빛

보이기 시작했다. 부러울 것 없이 행복하던 가정에 그때부터 쓸쓸하고 적막한 불행의 기운이 감돌기 시작했다.

이모 씨(34세)는 S대 미대를 졸업하고 광고회사의 산업디자이너로 활동하고 있는 능력있는 여성이다. 자신의 일에 대한 소신이 뚜렷한 그는 일을 위해 임신을 미루어 왔다. 결혼 초 한 차례 임신을 했지만 직장일도 바쁘고 신혼의 단출한 행복이 너무 빨리 끝나는 것이 아쉬워 남편과의 상의 끝에 임신중절수술을 받았다. 그후 4년이 지난 지금, 아무리 임신을 하려고 해도 임신이 되지 않는다. 요즘 이씨 부부는 영영 아기를 가질 수 없을지도 모른다는 불안감에 시달리고 있다.

이 두 가지 예 중에서 박씨처럼 한 번도 임신을 해 보지 못한 경우를 '일차성 불임' 혹은 '원발성 불임'이라고 한다. 반면 이씨처럼 임신을 해본 적이 있는데, 그 이후로 아기가 생기지 않는 경우를 '이차성 불임' 혹은 '속발성 불임'이라고 한다. 일차성 불임과 이차성 불임의 비율은 6 : 4 정도로 보고 있다. 임신을 한다 하더라도 세 번 이상 자연유산이 되거나 자궁외 임신의 경험을 가진 경우도 속발성 불임에 속한다.

진단과 동시에 임신을 촉진시키는 치료법이 되는 자궁나팔관조영술

여성의 불임검사는 종류가 매우 다양하고 검사를 받을 수 있는 시기도 다르다. 논현동에 사는 정모 씨(25세)는 결혼한지 2년이 되었는데 아직 아기가 없다. 워낙 내성적이고 부끄러움이 많아 병원에 가서 진찰을 받는 것조차 엄두도 못 내다가 친정 어머니의 성화에 못 이겨 나를 찾아 왔다. 어찌나 몸을 움츠리는지 부인과 내진조차 어려울 정도였다.

불임검사 중에 X-ray를 이용하여 자궁과 나팔관에 이상이 있는지를 알아보는 '자궁나팔관조영술'(HSG)이라는 것이 있다. 월경이 시작되고 대개 1주일 즈음에 검사한다. 그런데 정씨는 이 검사를 하던 날 어찌나 몸을 사리는지 도저히 사진을 찍을 수 없었다. 촬영실에서 그는 어처구니없이 엉엉 울고 있었다. '이 검사는 힘들거나 아프지 않다'고 해도 도무지 고개를 떨구고 말을 않는다. 1시간 남짓 실갱이 끝에 결국 안정제를 주사하고 재운 후에 촬영을 겨우 끝냈다. 이 과정에서 모두가 기진맥진해 버렸고, 앞으로의 치료가 걱정이었다.

그로부터 한 달 후 그 동안 했던 검사결과를 보기 위해 그가 병원에 왔다. 그런데 진료실에 들어서면서 나를 보더니 생긋 웃더니 "선생님, 지난번에 죄송했어요. 그런데 저, 임신한 것 같아요."라는 게 아닌가.

불임환자들 중에는 가끔 이렇게 아무런 치료를 안 받았는데도 자궁나팔관조영술 후에 자연히 임신이 되는 예가 종종 있다. 촬영에 쓰이는 조영제가 관벽을 씻어주고, 통과하면서 난관을 자극한 결과 임신이 더 잘 이루어지는 것이다. 이처럼 자궁나팔관조영술은 불임 진단을 위한 방법이면서 어떤 의미에서는 치료를 톡톡히 해주는 방법이다.

불임치료를 중단한 후에 임신이 되기도 한다

박모 씨는 35세로 결혼한지 8년째인데 아직 아기가 없다. 남편이 외아들인데다 나이가 벌써 사십이니 집안 어른들의 염려와 근심은 이만저만이 아니다. 도저히 희망이 보이지 않자 집안에서는 모종의 결단이 내려졌다. 아기를 낳아 줄 젊은 여자를 아들과 만나도록 한 것이다.

박씨는 그동안 유명하다는 불임병원은 모두 찾아 다니며 검사도 숱하게 받고, 시험관아기 시술도 세 번이나 받았지만 허사였다. 그는 삶에 대한 모든 의욕을 상실했고, 남편과 만나게 될 젊은 여인에 대한 미움과 질투로 괴로워했다.

그런데 한 달 후에 이상한 일이 일어났다. 심한 위통증으로 인해 전혀 먹지를 못하게 된 것이다. 결국 박씨는 남편의 등에 업혀 병원에 왔다가 놀랍게도 진찰 과정에서 정상임신이라는 진단을 받았다. 임신이라는 소리를 듣자 부부는 서로 부둥켜 안고 한참을 울었다. 물론 그날부터 박씨는 거짓말처럼 병이 나아버렸고, 그로부터 10개월 후 건강한 아기를 낳아 행복한 가정을 지킬 수 있었다.

왜 그토록 병원을 다니면서 열심히 치료를 할 때는 임신이 안 되다가 포기하고 아무런 치료도 하지 않을 때 비로소 임신이 가능하게 되었을까? 불임환자들을 치료하다 보면 때로 이렇게 극적이면서도 의학만으로 설명하기 어려운 경우도 있다.

여성의 불임원인으로는 배란불순이 가장 많다

여성의 불임원인 중 가장 많은 비중을 차지하고 있는 것은 배란장애다. 배란에 문제가 있을 때는 벌써 월경주기에서 이상이 나타난다. 정상 여성의 월경주기는 평균 28일인데 배란장애가 있는 경우는 월경주기가 40일에서 6개월까지 불규칙해져 버린다.

피아노 학원을 경영하고 있는 박모 씨(30세)는 결혼한지 2년이 되었는데 역시 아기가 없다. 사람좋아 보이는 얼굴에 키도 크고 성격이 서글서글해 누구에게나 호감을 주는 여성이다. 그러나 성격이 밝아서 언제나 명랑하게만 보이는 그에게는 남다른 고민이 있었다. "생리가 3~4개월에 한 번씩, 심한 경우에는 5~6개월에 한 번씩 소량으로 있어요. 초경 이후로 지금까지 내내 그랬어요." 결혼하면 자연히 좋아질 수 있다는 주위의 이야기도 있고 해서 기다려 보았지만 별로 호전이 없었다.

그는 진찰 결과 배란불순의 대표적인 경우인 다낭성 난소증이었다. 다낭성 난소증이 있으면 초음파 검사를 해 보면 난소가 정상인보다 1.5~2배 가량 커져 있고, 두꺼워진 피막 아래 많은 수의 낭포들이 빽빽이 있거나 다소 큰 낭포들이 염주알처럼 박혀 있다. 호르몬 검사를 해 보면 황체화호르몬이 난포자극호르몬에 비해 월등하게 높아져 있기도 한다.

다낭성 난소증은 원인을 정확히 알면 좋은 치료효과를 보는 경우가 많다. 주로 배란약제를 써서 배란유도를 시키기도 하고, 약이 잘 안 들을 때는 난소의 표면을 지져 주기도 한다. 다낭성 난소증은 치료를 하지 않고 그대로 방치하는 경우 불임 이외에도 자궁내막암이나 고혈압, 당뇨병 같은 질환을 유발할 수 있으므로 반드시 치료해야 하는 질환이다. 박씨는 과배란 유도제인 성선자극호르몬 약제에는 반응이 좋아 5개월 후 마침내 임신을 할 수 있었다.

불임 원인의 절반은 남성이다

아기를 갖지 못하는 부부들을 보면 대개 여자쪽에 잘못이 있는 것으로 생각해 버리기 쉽다. 그러나 불임의 원인 중 약 절반은 남성쪽에 있다. 따라서 불임의 원인을 알아보고자 할 때는 부부가 동시에 검사를 받는 것이 중요하다. 여성의 불임검사는 월경주기에 따라 다르고 종류도 많아서 보통 2개월 정도의 기간이 필요한데 비해 남성의 경우는 검사 과정도 아주 간단하다.

동대문구에 사는 박모 씨(32세)는 결혼한지 2년 반이 된 주부이다. 결혼후 지금까지 아무런 피임도 하지 않고 1주일에 성생활도 3~4회 정도 하는 건강한 부부이다. 그런데도 계속 아기가 없자 불임검사를 하기 위해 병원에 왔다. 우선 부부가 함께 검사 받을 것을 권하자 박씨는 큰일 날 소리라는 듯 펄쩍 뛰었다.

"어머, 저희 남편은 아주 건강해요. 그냥 저 혼자 받을래요." 그러나 두 달 여에 걸린 검사 결과, 박씨에게는 특별한 이상이 없어서 결국 남편이 검사를 받기에 이르렀다. 박씨의 남편은 건장한 체격에 아주 건강해 보이는 사람이었지만 정액검사 결과, 뜻밖에도 무정자증이었다.

그러자 박씨는 "처음부터 남편이랑 함께 검사할 걸 그랬네요. 남편에게 문제가 있으리라고는 생각도 못했어요."라고 했다. 그의 남편은 그후 전문적인 남성불임 치료를 받게 되었다. 이처럼 불임검사는 부부가 동시에 받는 것이 효율적이고, 좋은 결과를 얻을 수 있다는 것은 아무리 강조해도 지나치지 않다.

사춘기에 월경불순이 있으면서 여드름이 심하면 산부인과 진료가 필요하다

배란장애를 일으키는 가장 많은 원인은 다낭성 난소증으로 무월경이나 월경불순의 약 75%를 차지한다. 다시 말하면 배란장애를 가진 여성의 상당수가 다낭성 난소증이라고 해도 과언이 아니다.

이때는 지속적인 난포자극호르몬(FSH)에 의해 난소가 계속 성장을 해도 배란할 수 있을 정도로 크지 못하고 중도에 쇠퇴해 버리면서 조그만 낭포의 형태로 남게 된다. 따라서 초음파로 보면 포도알 같은 많은 낭포들이 두꺼워진 피막아래 목걸이 같은 형태로 나타나게 된다. 다낭성 난소증의 특징 중 하나는 황체화호르몬(LH)이 난포자극호르몬보다 3배 이상 월등하게 증가되어 있는데, 이것은 에스트로겐이 많이 증가된 때문이다.

강모 씨(32세)는 결혼 3년째인데 심한 월경불순과 불임으로 찾아온 환자이다. 초경이 시작되던 때부터 불규칙하던 월경이 1년에 고작 2번이나 3번밖에 없었다. 그러나 그가 가장 고민했던 것은 월경불순보다도 유난히 뚱뚱했던 몸매와 기름기 흐르는 피부, 여드름, 신경쓰일 정도로 검게 많이 난 팔다리의 털이었다.

다낭성 난소증이 있는 경우는 이처럼 비만증이나 다모증, 기름기가 흐르는 피부와 여드름이 나타나는 경우가 많다. 필자는 그가 예민한 사춘기를 얼마나 힘들게 보냈을까 생각하니 참으로 안쓰러운 생각이 들었다. 일찍 치료를 해 주었더라면 훨씬 명랑한 사춘기를 보낼 수 있었을 텐데 말이다. 사춘기에 월경불순이 있으면서 여드름이 유난히 심한 경우에는 무조건 피부과 약만 쓸 것이 아니라 부인과 검사를 한 번 받아보는 것이 좋다.

경우에 따라 피임약제를 6개월 정도 쓰거나 프레디 니솔론을 써주면 호르몬 불균형이 많이 좋아질 수 있다. 그러면 사춘기를 비만이나 다모증, 기름기 흐르는 피부와 여드름으로 고민하지 않아도 좋을 것이다. 강씨처럼 가임기의 여성으로 아기를 원하는 경우에는 과배란 유도제를 써서 배란유도에 들어가면 된다.

젖이 흐르면서 월경이 없으면 호르몬 검사를 해봐야 한다

장모 씨(34세)는 5살난 아들이 하나 있다. 그런데 웬일인지 둘째 아이가 아직 없고 몇 달 전부터 양쪽 유방에서 젖이 나오기 시작하더니 월경이 잘 안 나오기 시작했다.

여러 가지 검사결과, 젖을 분비하게 하는 호르몬인 푸로락틴이란 호르몬이 과다하게 분비되고 있는 것으로 나왔다. 이 호르몬은 우리 뇌 속의 뇌하수체에서 만들어지는데 주된 기능은 임신때 유방의 유선 조직을 발육시켜서 아기를 낳고 나면 젖이 잘 나오게 하는 것이다. 정씨처럼 임신도 하지 않았는데 증가할 때는 양이 많으면 조그마한 종양이 생겼거나 또는 약간 부었을 경우이다.

대개 방사선치료나 수술요법으로 치료하지만 후유증이 많아 요즘은 부로모클립틴이라는 약제를 사용하는 약물치료를 주로 한다. 한 가지 주의할 점은 고푸로락틴증이 있을 때 때로 갑상선 기능저하증을 동반하는 경우가 있으므로 갑상선호르몬 검사도 함께 하는 것이 좋다. 장씨는 부로모클립틴 약제를 약 3개월간 사용해 불규칙하던 월경이 점차 규칙적으로 되고 있다. 아직 임신은 안 되었지만 곧 좋은 결과가 있을 것으로 본다.

과도한 다이어트가 무월경, 월경불순을 부른다

박 양(23세)은 약간 키가 작고 뚱뚱하며 성격이 활발하지 못해 모든 면에 소극적인 여대생이다. 친구관계도 원만하지 못하여 집에서 혼자 있는 시간이 많은 그는 나이가 들어감에 따라 뚱뚱한 자신의 외모가 불만스러워지기 시작했다. 드디어 어느 날 다이어트를 확실하게 해서 날씬한 모습을 갖추어야겠다고 결심하고, 야채효소를 구입해 본격적인 다이어트에 들어갔다.

약 2달간에 걸친 다이어트 결과, 몸무게가 무려 10kg이 줄어 바라던 대로 날씬한 모습을 갖게 된 박 양은 자신의 모습에 자신감이 생겼다. 그러나 그 기쁨도 잠시였고, 이상하게도 매달 있어야 할 생리가 그 이후 뚝 끊긴 것이다.

박 양은 여러 가지 호르몬 검사로 하여 어느 부위에 이상이 생겼는지를 진찰해 보았다. 검사 결과 심한 다이어트로 체중이 갑자기 빠지고 영양상태가 불량해지면서 뇌 속의 총 사령탑인 시상하부와 뇌하수체가 기능부전(dysfunction)에 빠진 것으로 판단되었다.

그래서 우선 영양을 고려한 규칙적인 식사와 운동을 꾸준히 하면서 과도하게 빠진 체중을 조정해 주면 좋아질 수 있다고 안심시켜 주었다. 프로게스테론호르몬 약제를 한 달에 약 10일간 쓰면서 호르몬 균형을 맞추어 매달 월경이 나올 수 있게 했다. 그리고 상당한 시간이 지나서 그에게서 전화가 왔다. "선생님, 어제부터 자연히 월경이 나와요. 이 달에는 약도 안 먹었어요." 박 양의 음성이 밝고 명랑했다.

무월경이라도 치료하면 임신할 수 있다

정모 씨(34세)는 남아선호 사상이 유난히 뿌리깊은 3대 독자 집안의 며느리이다. 딸 둘을 분만한 후 아들을 낳기 위해 별 방법을 모두 써 보았지만 세 번째 역시 딸을 낳았다. 집안 어른들의 실망이 대단했고 남편 역시 서운해하는 기색이 역력했다. 정씨는 심한 우울증에 빠지기 시작했다. 그리고 그때부터 만 3년이 지난 지금까지 매달 있어야 할 월경이 뚝 끊기고 아직까지 임신이 안 되는 것이다.

정씨는 호르몬 검사 결과 여성 성선자극호르몬인 FSH와 LH호르몬이 정상의 10분의 1밖에 안 되었고, 여성호르몬인 에스트로겐이 아주 낮아져 있었다. 감당하기 어려운 정신적 스트레스는 때로 이처럼 무월경을 초래한다. 인체의 모든 생명 현상을 조절하는 중추신경인 시상하부와 뇌하수체가 기능마비(failure)에 빠져버린 것이다.

여성의 월경은 여성의 건강 상태를 그대로 반영해 주는 것이라고 해도 과언이 아니다. 월경의 정상적 리듬이 깨졌을 때는 즉시 원인을 알아내기 위한 검사와 치료가 필요하다. 특히 정씨처럼 에스트로겐 농도가 계속 낮은 상태에서는 갱년기 여성처럼 골다공증이 생길 가능성도 높아진다. 다행히 정씨는 배란유도제인 HMG와 HCG약제를 몇 달간 써서 배란유도를 한 결과, 월경도 제때 나오고 몇 달 후에는 임신까지 되는 행운을 가졌다. 늦게나마 "딸이면 어때, 난 당신 건강이 제일로 소중한데_" 하는 남편의 사랑과 관심이 배란유도제보다 더 묘약이 되었던 경우이다.

갱년기는 젊은 여성에게도 찾아온다

최모 씨(34세)는 딸 하나를 둔 주부이다. 성격적으로 히스테리가 있고 조그마한 일에도 노심초사하는 타입으로 체격도 깡마른 스타일이다. 그런데 2년 전부터 월경이 불규칙하기 시작하더니 요즘은 몸에 기운이 없고 팔다리가 쑤시면서 가끔씩 얼굴이 벌겋게 달아오르는 것이었다. 그제서야 최씨는 자신의 건강에 대해 그동안 너무 무관심하고 소홀했다는 것을 깨닫고 병원에 찾아왔다.

최씨처럼 정상적으로 월경을 하던 사람이 갑자기 월경이 6개월 이상 뚝 끊기는 경우를 '이차성 무월경'이라고 하는데 우선 원인을 알아야 한다. 장씨는 호르몬검사 결과 난포자극호르몬이 세 배 정도 높아져 있는 반면 여성호르몬인 에스트로겐은 아주 부족한 것으로 나왔다. 갱년기 여성과 똑같은 호르몬 양상을 보인 것이다. 다시 말하면 한창 원숙한 여성미를 나타내는 30대 젊은 나이에도 불구하고 난소는 이미 폐경기 여성처럼 되어버린 것이다.

이런 경우 환자는 꼭 갱년기 여성처럼 무월경은 물론 팔다리가 쑤시고 얼굴이 뜨거워지기도 하며 성교통을 호소한다. 왜 이렇게 젊은 나이에 난소의 기능이 이미 끝나 버리는 것일까? 유전적인 원인, 자가면역 이상, 항암제 등 여러 가지 원인이 있으나 대개 정확한 원인을 알 수 없는 경우가 많다. 최씨는 갱년기 여성들에게 사용하는 호르몬 보충요법을 바로 시작해 건강이 많이 좋아진 상태이다. 이런 경우 아기를 원할 때는 대개 난자공여, 즉 다른 여성의 난자를 빌려서 임신을 가능하게 한다.

과배란 약제를 쓸 때는 부작용을 주의해야 한다

여성 불임환자의 약 40% 정도가 배란장애 때문이다. 배란장애는 주로 무월경 또는 월경불순으로 나타나는데 배란장애를 극복하기 위해 여러 가지 배란유도제를 쓴다.

배란유도제란 배란을 유도하기 위해 쓰는 여러 가지 약으로 경구 투여하는 약에서부터 근육주사, 피하주사 등을 하는 여러 종류가 있다. 쓰는 방법도 한 가지만을 쓰거나 두 가지, 세 가지를 서로 병합하여 쓰기도 한다. 보다 좋은 질의 난자를 여러 개 얻어 적극적인 임신 시도를 하는 방법이라고 할 수 있다.

과배란 약제를 쓸 때는 부작용이 생기지 않도록 세심한 주의를 해야 한다. 부작용 중 난소 과자극 반응(OHSS)은 경우에 따라서는 생명까지 위험한 합병증일 수 있다. 대개는 특별한 치료를 하지 않아도 자연히 좋아지는 경우가 많지만 심한 경우 복수가 차오르고 과자극된 양쪽 난소가 큰 종양처럼 부어 오르고 혈압이 떨어지기 시작한다. 따라서 배란약제를 쓸 때는 합병증이 생기지 않도록 세심한 초음파 검사와 호르몬 검사를 해야 한다.

불임이라고 해서 무조건 시험관아기시술을 하는 것은 아니다

"선생님, 저는 임신이 안 돼서 시험관아기라도 해볼까 봐요." 결혼한 지 3년이 된 허모 씨는 여기저기 병원을 찾아다니며 불임검사를 해봤지만 아무 이상이 없었는데 임신이 되지 않는다며 나를 만나자 이렇게 말을 꺼냈다.

그러나 들어보니 그가 그동안 받았다는 검사가 무슨 검사였는지 정확치가 않았다. 그래서 필자는 '검사한 지가 벌써 오래됐고, 몇 가지 검사는 빠진 것 같으니 좀 더 정밀한 검사를 받아보는 것이 좋겠습니다. 시험관아기를 하는 것도 결과를 봐서 다시 상의합시다.'라고 말했다.

결국 골반경 검사에서 자궁내막증이라는 진단을 받은 허씨. 그는 호르몬 약제로 4개월간 치료후 큰 고생않고 정상적인 임신을 했다.

시험관아기시술이란 정상적인 임신을 위해서는 안 될 양쪽 나팔관이 모두 막혔거나 없을 때, 혹은 체계적인 불임검사를 모두 했음에도 수년간 특별한 원인없이 임신이 안 될 때 마지막으로 시도하는 방법이다. 그러나 시험관아기시술을 한다고 해서 기대하는 것처럼 무조건 임신이 되는 것도 아니다. 시험관아기시술로 정작 건강한 아기를 낳을 수 있는 확률은 10~25%밖에 안 된다.

따라서 불임이라고 해서 무조건 시험관아기시술이 최선은 아니다. 엄밀하게는 시험관아기시술을 꼭 해야 할 경우는 불임환자 중 아주 소수에만 해당된다. 시험관아기시술을 할 때는 이것만이 최선의 방법인지, 더 쉽고 간단한 치료법은 없는지 다시 한 번 전문의와 상의하는 것이 좋다.

자신의 난소가 좋지 않을 때는 난자공여를 받을 수 있다

배란장애가 있어서 임신이 안 되는 경우는 배란약제를 사용해 배란을 유도하게 된다. 배란약제는 간단히 먹는 약제도 있고, 주사약제도 있는데 이 주사약제는 값이 상당히 비싸다. 그런데다 이 약제를 아무리 써도 전혀 배란반응이 없을 때가 있다. 인공수정을 하든 시험관아기시술을 하든 일단은 순조로운 배란유도가 성공적인 시술의 기초가 되는데 약제를 아무리 써도 배란유도가 되지 않으면 치료가 어렵다.

이런 경우는 40세 이상의 나이많은 여성에게서 나타나며 어쩔 수 없이 그 주기에서는 모든 시술을 취소할 수밖에 없다. 2~3개월의 휴식 후 다시 시도해서 계속 배란이 안 될 때는 포기하고 다른 여성의 난자를 얻어서 임신을 하는 난자공여를 생각해 볼 수 있다.

난자공여란 여러 가지 이유에 의해 자신의 난자를 사용할 수 없는 경우 다른 여성의 난자를 얻어 임신을 가능하게 하는 최첨단 불임시술법 중의 하나이다. 좋은 질의 난자를 얻기 위해서는 좋은 조건의 공여자를 얻어야 한다.

나이는 가능하면 35세 이하의 젊은 여성이면 더욱 좋다. 공여자가 과거에 자연유산을 많이 했거나 불규칙한 월경주기를 가지고 있다면 건강한 공여자가 아니다. 공여자를 선택할 때는 철저한 병력청취, 이학적 검사가 필요하고 염색체 질환, 세균감염 여부 등을 확인해야 한다. 또 공여자로서의 법적·윤리적 주의사항에 대해 사전에 충분한 이해를 시켜야 하고 동의를 받아야 한다.

불임치료, 어디까지 왔나

산부인과 영역에서 불임치료 시술법은 하루가 다르게 발전해가고 있다. 특히 체외수정(시험관아기시술)은 불임치료의 꽃이라고 할 수 있다. 그러나 아기가 생기지 않는다고 무조건 시험관아기시술을 하는 것은 아니다. 양쪽 난관이 모두 없거나 결핵 등으로 미세현미경 수술로도 치료가 어려운 경우에만 해당된다. 시험관아기로 임신된 경우 유산율도 높고, 다태아 임신 가능성이 꽤 높으므로 실질적으로 건강한 아기를 만삭까지 유지해 건강하게 낳을 확률이 낮다.

따라서 부부의 나이가 많지 않고 결혼생활 기간이 그다지 오래 되지 않았다면 너무 조급하게 생각하지 말고, 약 1년 정도는 불임전문의와 상의해 여러 가지 검사를 받으면서 치료를 하는 것이 좋다.

그러나 부부의 나이가 35세, 특히 여성이 이 나이를 넘어섰다면 생식능력이 현저히 감소하기 시작하므로 보다 적극적인 방법으로 불임을 해결하도록 노력하는 것이 중요하다.

시험관아기시술은 많은 개수의 난자를 얻기 위한 과배란 유도를 위해 쓰는 약제의 종류와 쓰는 방법에 따라 시술비와 배란 유도기간이 많이 줄어들 수 있다. 이는 난소의 약물에 대한 반응도나 상태에 따라 달라지므로 환자의 상태를 고려한 전문의의 결정이 중요하다고 본다.

전혀 배란약제를 쓰지 않고 순수하게 자연배란만을 이용하여 시험관아기시술을 하면 좀 더 자연적이고 일단 환자에게 호응이 좋으며 비용이 적게 들고 다태아 임신을 방지할 수 있다. 그러나 배란시간을 예측하기 어렵고, 정신적 스트레스로 그 주기에 배란이 안 되거나 단 한 개의 난자만이 자라는 단점이 있다.

시험관아기시술외에 GIFT시술(난관내 난자·정자이식술)이 있는데, 이것은 채취된 난자와 정자를 함께 난관내로 주입시켜 자연상태와 같은 환경에서 수정이 이루어지게 하여 자궁 안으로 착상시키는 방법이다. 최근에는 난자뿐 아니라 수정란이나 배아를 이식하는 방법이 시도되고 있으며 복강경을 통하지 않고 자궁경을 통해 자궁경부를 거쳐 난관난소의 이식을 시도하는 중이다. GIFT시술을 위해서는 시험관아기시술을 위해서는 시험관아기와는 달리 난관이 적어도 한 쪽은 정상상태를 유지해야 가능하고, 시험관아기시술보다 성공률이 높다. 성공률을 보다 높이기 위해서는 시험관아기시술과 GIFT시술을 동시에 하는 방법을 쓰기도 한다.

그러나 여러 가지 원인으로 자신의 난소에서 정상적인 난자를 얻을 수 없는 경우는 난자공여자로부터 공여받은 난자를 남편 정자로 체외수정후, 다시 자신의 자궁으로 이식하는 과정으로 과거에 임신이 불가능한 것으로 간주되었던 환자도 임신이 가능하게 되었다.

아주 심하면 정자의 수가 적은 감정자증이나 무력정자증, 기형정자증이 있는 남성불임인 경우 미세 난자조영술을 통해 수정이 가능하도록 시도하기도 한다.

그러나 보다 중요한 것은 여러 가지 발달된 불임치료법이 아니고 불임진단을 빨리 받아보는 것이다. 정상적인 부부가 피임을 하지 않았는데도 1년이 지나서까지 임신이 되지 않는다면 진단이 필요하다. 또 젊은 여성들은 임신중절수술이 나중에 '불임'이라는 큰 불행을 남길 수도 있다는 점을 명심해야 한다.

제 12 장
불임을 극복한 이야기들

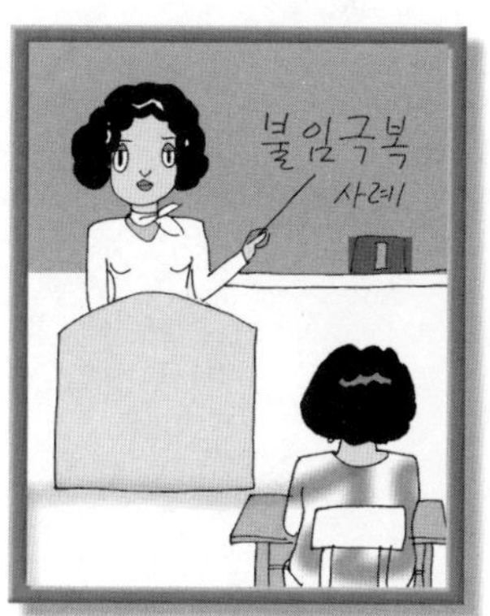
불임극복
사례

두 번의 자궁외 임신 후
시험관아기시술로 아기를 가진 경우

결혼한지 7년째 되는 주부, 김유화입니다. 지난 날을 돌이켜 보고 싶지 않지만 불임으로 고생하는 많은 사람들에게 조금이나마 도움이 되었으면 하는 마음으로 저의 힘들었던 경험담을 소개합니다. 불임부부 여러분, 늘 용기와 희망을 잃지 마십시오.

저는 결혼 첫해에 임신을 했었습니다. 그러나 그 기쁨도 잠깐이고 진단 결과, 자궁외 임신이었습니다. 2년 뒤 한 번의 자연유산, 이어지는 자궁외 임신으로 정신적·육체적으로 너무나 많은 어려움을 겪었습니다.

'왜 나한테 이런 일이 생겼을까?' 하느님을 원망하기도 하고 기도도 해 보았습니다. 저는 점점 주위 사람들을 만나는 것도 싫고, 자신감을 잃어갔습니다. 친구들에게도 마음을 드러내놓고 고민을 말할 수가 없었습니다. 시댁과 친정 식구들의 걱정도 이루 다 말로 할 수 없을 정도였습니다.

그러다 아는 분의 소개로 자생당병원 황경진 원장님을 알게 되었고, 자연유산 수술이며 두 번의 자궁외 임신 수술을 모두 원장님이 해 주셨습니다. 자궁외 임신은 개복을 하지 않고 복강 현미경을 이용하여 양쪽 나팔관을 제거하지 않았습니다. 그러나 수술 후 2년이 지났는데도 임신이 안 되자 상의 끝에 시험관아기 시술을 했습니다.

많은 기대는 하지 않았지만 첫 번째 시술에서 실패를 하자 마음의 상처가 더욱 깊었지만 "실망을 하더라도 조금 더 해보고 실망해도 늦지 않아요. 김유화 씨는 나이가 젊으니까 아마 잘 될 거예요." 하고 위로해 주시는 원장님의 말씀을 따라 두 번째 시술을 했습니다. 그리고 드디어 지난 3월, 3.4kg의 건강한 아들을 낳았습니다. 그것도 자연 분만으로 말입니다.

그렇게 소망하던 아기를 보고 있으면 지난 날의 어려웠던 일을 까맣게 잊게 돼 하루하루 감사한 마음으로 생활하고 있습니다. 무거운 발걸음으로 병원을 찾았지만 그 때마다 늘 친절하고 따뜻하게 치료해 주셨던 원장님과 간호사 여러분에게 진심으로 감사드립니다.

● 황경진 박사의 진료소견 ●

김유화 씨는 레코드 가게를 하는 아름다운 여인이었습니다. 6년 전 자궁외 임신으로 수술한 뒤, 또 한 번의 자궁외 임신과 자연유산의 어려움을 겪었습니다.

두 번 다 골반경을 이용하여 수술했고 나팔관은 모두 남겨두었지만 계속 임신이 안 되어 결국 시험관아기시술로 들어간 경우였습니다.

첫번째 시술에서 임신이 안 되었지만 난소의 반응이 좋고 난자의 상태가 좋아 계속해서 시도하면 잘 될 수 있을 거란 확신이 들었지요. 다행히 두번째 시술에서 건강한 아기를 출산하게 되어 6년간 그의 불임치료를 담당했던 의사로서 감회가 깊었습니다.

그녀가 선물로 주고간 김종찬의 '당신도 울고 있네요'를 비로소 좀 편한 마음으로 들을 수 있게 되었지요.

배란불순의 어려움을 호르몬치료로 극복하고 임신한 경우

저는 서울에 사는 김수미입니다. 저는 95년 11월에 축복받은 결혼을 하고 1년간 직장생활을 하다 아기를 갖기 위해 집에서 쉬게 되었습니다. 그런데 갑자기 생리불순이 시작되더니 월경이 2~3개월에 한 번씩 나오기 시작했습니다.

불안한 마음에 저는 많은 불임환자를 치료해 좋은 결과를 보았다는 자생당병원 황경진 원장님을 찾아갔습니다. 몇 가지 호르몬 검사와 진찰 끝에 원장님은 배란불순이지만 치료하면 임신이 잘 될 것이라고 자신감을 주었습니다. 원장님의 말씀에 걱정이 되면서도 한결 마음이 놓이고 '이 의사 선생님을 믿고 따르면 어쩐지 잘 될 것'이라는 믿음이 생겼습니다.

1차 치료로 먹는 배란 약과 주사제를 맞으면서 인공수정을 하려고 했는데 배란이 잘 안 되어 중간에 취소하고 다음달에 다시 배란 유도로 들어갔습니다. 2차 치료에서도 약과 주사를 맞고 인공수정을 두 번 했는데 그 결과, 다행히 임신이 되어 건강한 딸을 낳았습니다. 저는 너무 기뻐서 눈물을 흘렸습니다. 남편이 너무 기뻐서 친척집이며 친구들에게 일일이 전화를 하는 모습을 보며 얼마나 행복했는지 모릅니다. 적절한 치료를 해주시고 아기를 낳을 때까지 항상 몸조심하라고 깊은 관심과 사랑을 보여 주신 원장님께 깊은 감사를 드립니다.

불임의 원인 중 여성에게서 가장 많은 원인은 김수미씨 같은 배란불순입니다. 그러나 치료해서 가장 많이 임신효과를 보는 것도 바로 이 배란불순입니다.

김수미 씨는 배란유도 과정에서 과자극증후가 보여 굉장히 신경이 많이 쓰였던 경우 였지만 다행히 인공수정을 함께 한 결과 임신이 잘 되었지요.

김씨가 이렇게 쉽게 좋은 결과를 얻게 된 것은 항상 긍정적이고 낙천적인 성품, 그리고 우리 진료팀을 전적으로 믿고 따라준 덕분이 아니었을까 여겨집니다.

임신중절수술의 후유증으로
자궁내막의 유착이 심했던 경우

저는 교문리에서 농사를 지으면서 배과수원을 하고 있는 박혜숙입니다. 이곳에서 시부모님과 두 아이, 남편과 함께 넉넉하지 않지만 행복하게 살고 있습니다. 불과 4년 전만해도 저는 얼마나 가슴을 조이면서 살았는지 모릅니다. 아이를 갖지 못했기 때문입니다. 지금도 아마 아기를 낳지 못했다면 수많은 날들을 후회와 자책 속에서 살 뻔 했습니다.

결혼 초에 저희 부부는 아주 철이 없었습니다. 맞벌이 부부로 어렵게 서울에 나와 살면서 2번의 임신중절수술을 한 것입니다. 우선 사는 것이 힘들고 아기까지 양육할 경제적·정신적 여유가 없었기 때문이었습니다.

두 번째 유산수술 후 갑자기 월경량이 줄어 들더니 날짜까지 불규칙해졌습니다. 미련하게도 그 때까지도 전혀 몸에 이상이 있음을 전혀 느끼지 못했습니다. 그로부터 3년이 지나 경제적으로 좀 나아지고 나서야 아기가 안 생기는 것을 걱정하기 시작했습니다. 무작정 병원을 찾았습니다. 다행히 그 병원에는 저같이 아기를 못 갖는 불임 환자들을 전문적으로 치료하는 불임클리닉이 있었고, 그곳에서 황경진 원장님을 만나게 되었습니다.

원장님이 X-ray촬영을 하신 후에 자궁 속이 온통 막혀 있어서 아기가 들어설 공간이 없다고 설명해 얼마나 놀랐는지 모릅니다. 실망

하지 말고 열심히 치료해보자는 원장님의 말씀에 힘을 얻어 수술을
받고, 약물 치료를 했습니다. 그 결과, 월경량이 많아지더니 3개월 후
거짓말처럼 임신을 하게 되었습니다. 유산수술을 한지 3년 만에 겨우
첫 아이를 갖게 된 것입니다. 2년 뒤에는 둘째 아이도 출산하게 되었
구요. 모든 것이 감사할 따름입니다.

저는 임신중절수술의 후유증이 얼마나 무섭다는 것을 직접 겪었
습니다. 임신중절수술이 불임을 일으킬 수 있다는 사실에 저는 무지
했습니다. 저의 아픈 경험이 다른 여성 분들에게 도움이 되었으면 합
니다.

● 황경진 박사의 진료소견 ●

맨 처음 박혜숙 씨의 병력을 들어보고 자궁내 유착이 의심이 갔습니다. 예상
했던 대로 자궁나팔관 촬영상 내막이 아주 지저분하게 염증으로 유착되어 있었
고, 아주 가는 카테타도 통과하기 힘들 만큼 좁아져 있었습니다.

자궁내시경을 이용하여 일단 내부를 깨끗이 박리해 주고 루프와 함께 호르몬
치료를 시작했지요. 약 2달후 다시 찍어본 자궁내부는 놀라울 정도로 좋아졌고,
그 후 임신이 되어 무사이 출산하게 되었습니다.

이처럼 자궁내막 유착증은 젊은 여성들이 염두에 두어야 할 임신중절수술 후
유증의 하나입니다.

수술하지 않고 나팔관을 뚫어 임신한 경우

저는 김미연이라고 합니다. 저는 27세에 결혼, 결혼한지 2년이 돼서도 임신이 안 되어 부천에 있는 산부인과에 찾아갔습니다. 그 병원 의사 선생님께서 검사를 해 보시더니 나팔관이 모두 막혀서 정상적인 임신은 안 되고, 시험관아기시술을 해야겠다고 하셨습니다. 그 말을 듣고 순간 얼마나 놀랐는지요. 말로만 듣던 불임이 바로 제 자신의 문제가 될 줄은 꿈에도 생각하지 못했기 때문입니다. 얼마동안을 혼자 괴로워하면서 많이 울었습니다.

젊은 여자가 아기를 안고 가거나 손잡고 가는 것만 보아도 그렇게 부러울 수가 없고, '왜 나만 저런 행복을 가지지 못하는 것일까' 하는 생각으로 우울했습니다.

그러던 어느 날, 고등학교 친구를 우연히 만나 이런저런 이야기를 나누게 되었는데 친구 역시 한 때 아기가 없어 고생하다 자생당병원 황경진 원장님에게 치료를 받고 임신을 했다는 이야기를 들었습니다. 그 말을 듣고 저는 자세한 내용을 물었습니다. 더욱이 친구도 나같이 나팔관이 막혔는데 수술하지 않고 뚫기만 해서 자연임신을 했다는 것이었습니다.

다음날 저는 친구와 함께 일산으로 가서 황경진 원장님을 만났습니다. 원장님은 나팔관 검사를 다시 하시더니 한 번 치료를 해 보자고 하셨습니다. 만약 잘 안 되면 시험관아기시술을 해야 할 수도 있다고 하시더군요.

X-ray실에서 나팔관을 보면서 한참 이리저리 기계를 넣어 만지시더니 "잘 되었다."고 하셨습니다. 저는 그 말에 안심이 되었습니다. 아닌게 아니라 막혔던 나팔관이 뚫려 가는 모니터에 실같이 하얗게 모양이 나타났습니다. 수술도 하지 않고 나팔관이 깨끗이 뚫리는 것이 얼마나 신기했던지요.

그후로 저는 정말 임신을 했습니다. 1년이 지나 자연히 둘째아이가 들어섰는데 임신 7개월이 되자 남편의 직장이 마침 자생당병원이 있는 일산으로 발령이 났습니다. 저와 자생당병원과는 인연이 참 많다는 생각이 들었습니다. 배가 불러서 다시 병원을 찾은 저를 황경진 원장님과 간호사들이 반갑게 맞아 주셨습니다. 저는 지금 둘째아이까지 낳아 행복하게 잘 살고 있습니다.

● 황경진 박사의 진료소견 ●

김미연 씨는 나팔관 검사에서 양쪽 나팔관 근위부가 모두 막힌 것으로 나온 환자였습니다. 다행히 특수 카테타를 이용하여 수술하지 않고 막힌 부위를 뚫어 보았는데 잘 뚫렸던 경우입니다. 재미있는 것은 그녀의 절친한 친구 박연희 씨도 똑같이 이 치료법을 받이 함께 아이를 둘씩 낳았습니다. 좋은 인연의 만남이었던 것 같습니다.

수술하지 않고
막힌 정관을 뚫은 무정자증 경우

저는 박혜숙입니다. 저는 스페인 주재의 한 상사에서 근무하는 남편과 함께 결혼직후 스페인에 온 지 어느덧 5년이 되었습니다. 그런데 지금껏 아기가 없습니다. 스페인에서는 병원을 어떻게 가야 할 지 모르겠고 제대로 치료를 받을 수 있을지도 확신이 서지 않아서 미루고 있다가 이번에 한국에 나올 기회가 있었습니다.

마침 친정어머니께서 집에서 가까운 자생당 병원에서 불임환자를 잘 치료한다는 말씀을 하시며 남편과 함께 진찰을 받으러 가라고 하셨습니다. 병원에 가서 원장님과 상담을 하고 여러 검사를 했습니다. 남편의 정액검사 결과, 남편의 정액에서 정자가 전혀 나오지 않는다고 해서 저와 남편은 얼마나 놀랐는지 모릅니다. 남편의 실망은 이루 말할 수 없었습니다. 원장님께서는 1주일후에 다시 한 번 더 정액검사를 한 후 정밀검사를 하자고 하시면서 요즘은 치료방법이 좋아졌으니 너무 실망하지 말라고 하셨습니다.

두 번째 정액검사 역시 무정자증으로 나왔습니다. 원장님은 다행히 호르몬 검사는 이상이 없으니 아마 정관 어디가 막힌 것 같다고 하셨습니다. X-ray와 초음파 검사결과 역시 사정관 끝이 막힌 것으로 나왔습니다. 원장님이 수술을 하지 않고 요도를 통해 뚫을 수 있다고 하셨습니다. 치료는 거의 통증이 없이 금방 끝났는데, 막힌 부위가 잘 뚫렸다고 하셨습니다.

3주후 정액 검사를 다시 한 결과 정상으로 나왔고, 다음달에 저는 임신을 했습니다. 너무나 감사하여 원장님께 국제전화를 해서 임신소식을 알려드리니 제 일처럼 무척 좋아하셨습니다. 저는 지금 임신 7개월째입니다. 아기를 낳으면 예쁘게 사진을 찍어서 원장님께 보내드릴 생각입니다. 너무나 감사드립니다.

박혜숙 씨의 남편 성도한 씨는 32세의 아주 건장한 체격을 가진 분이었습니다. 그러나 외모와는 달리 2번의 정액검사에서 전혀 정자가 나오지 않은 무정자증으로 나타났습니다. 다행히 호르몬 검사가 모두 정상이고 촉진상 고환의 크기도 양측 모두 정상이어서 고환의 기능은 이상이 없을 것으로 여기고 정밀검사로 들어갔습니다. 비뇨기과와 협진으로 진료가 이루어졌는데 정관 X-ray 촬영에서는 막힌 부위를 보기 힘들어 항문을 통해 직장내에 푸루브를 넣어 초음파 검사를 했더니, 요도에 연결되고 있는 사정관의 전정부위가 막혀 풍선처럼 둥글게 부풀어 올라와 있었습니다. 다행히 이런 경우는 수술을 하지 않고도 요도를 통해 막힌 부위를 간단히 절개하여 뚫을 수 있습니다. 환자가 별로 고생을 하지 않고 치료직후 바로 귀가하여 통원치료를 했는데, 수술후 정액검사 소견이 정상으로 나왔고 임신까지 순조롭게 된 경우였습니다.

무정자증의 원인은 다양하지만 요즘은 검사, 치료 방법이 워낙 발달된 상태이기 때문에 원인을 알아내면 많은경우 좋은 결과를 얻을 수 있습니다.

체중감소 · 스트레스로 인한
무월경을 호르몬약제로 치료하고 임신한 경우

저는 26세로 주영숙이라고 합니다. 결혼한지 9개월 된 주부입니다. 중학교 1학년 때인 14세에 초경이 있을 때는 건강하여서 생리가 아주 규칙적이고 양도 많았습니다. 상고를 졸업하고 백화점에 취직을 했는데 힘든 생활 때문이었는지 몸무게가 5kg정도 빠지면서 생리량이 점점 줄어들더니 몇 달 후에는 월경이 뚝 끊겼습니다.

그때는 월경이 없는 것에 대해 전혀 걱정을 안했는데 차츰 불안하여 어머니께 말씀드렸더니 어머니는 저를 한의원에 데리고 가서 한약 한 제를 지어 주셨습니다. 그런데 한약을 먹고 한 달후에 생리가 좀 나오는 것 같더니 다시 생리가 나오지 않았습니다. 그 뒤로도 몇 번 한약을 먹었지만 월경은 전혀 나오지 않았고 저는 더 이상 한약냄새도 맡기 싫었습니다.

그 무렵 아는 언니의 소개로 저보다 6살 위인 지금의 남편을 만나게 되었습니다. 그와 교제하면서부터 저는 '여자가 월경이 없으면 아기를 갖지 못하는 게 아닐까' 하고 고민하기 시작했습니다. 그러다 친한 친구로부터 자생당병원 황경진 원장님 이야기를 들었습니다. 친구가 아는 사람들이 그 병원에서 치료를 받고 아기를 잘 낳았다는 것이었습니다.

원장님을 만나 상담을 하고 나니 너무 안심이 되었습니다. 몇 가지 검사를 받은 결과, 성호르몬 분비가 거의 되지 않고 있는 상태여서 여성호르몬이 아주 낮고 골다공증도 심하다고 하셨습니다.

호르몬 보충요법을 한 달간 하자 월경이 나왔고 약 1년간 꾸준히 더 복용했습니다. 그러자 매달 월경이 잘 나오고 호르몬도 아주 정상수준으로 좋아졌습니다. 그후 저는 결혼을 하게 되었고, 아기를 원하게 되었습니다.

원장님께서는 임신을 위해 이제껏 주던 약 대신 배란주사와 배란약을 투여해 주셨는데 저는 한 달 치료후에 바로 임신이 되었습니다. 임신이 확인되었을 때는 너무 기뻤습니다. 혹시 아기를 못 갖는 것이 아닐까 하던 걱정이 순식간에 사라졌습니다. 모두 원장님 덕분입니다. 지금 저는 백화점 근무를 그만두고 저와 아기를 위해 안정과 휴식을 취하고 있습니다. 제가 누리는 이 행복감을 어디에도 비할 수 없는 것입니다.

● 황경진 박사의 진료소견 ●

주영숙 씨는 3년간의 무월경으로 맨 처음 나를 찾아왔습니다. 특이한 병력은 없었지만 장시간의 백화점 근무로 인해 만성적인 피로감과 식욕 감퇴에 시달리고, 최근 5kg의 체중감소가 있었습니다. 호르몬 검사 결과 중추신경의 기능마비(failure)에 의한 무월경으로 보고 거의 1년간의 호르몬 치료에 들어갔습니다.

그 후 결혼을 하고, 임신을 위해 과배란 약제로 배란유도에 들어갔는데 순조롭게 임신이 된 경우입니다. 여성에서 규칙적인 월경은 건강정도를 알 수 있는 중요한 척도가 됩니다. 특히나 무월경은 오랫동안 방치해 두면 여러 가지 후유증이 깊어지므로 소홀히 하면 안 되겠습니다.

자궁외 임신 후 한 쪽 나팔관을 복원수술해 임신한 경우

저는 38세의 주부, 심영혜입니다. 재혼한지 4년째입니다. 첫 결혼에서 아이를 둘 낳은 뒤 자궁외 임신으로 한 쪽 나팔관을 잘라내고 더 이상 출산하지 않기 위해 나머지 한 쪽 나팔관을 묶어 버렸습니다. 그런데 전 남편과 이혼하고 지금의 남편을 만나 재혼하게 되었습니다. 처음 재혼했을 때는 아이를 낳을 생각이 없었는데 시간이 지나면서 남편이 은근히 아기를 원하게 되었습니다. 저 역시 아기를 갖고 싶었습니다.

그 때 한 신문에 '황경진 박사의 불임교실'이라는 컬럼이 연재되고 있었는데, 우연히 그 기사를 본 남편이 함께 자생당병원에 찾아가 보자고 했습니다. 황경진 원장님은 상담후에 우선 골반경 검사를 한 다음에 복원수술을 하자고 하셨습니다.

골반경 결과, 다행히 한 개 남은 나팔관이 길이가 괜찮고 염증이 없는 상태라고 하여 수술을 받았습니다. 수술은 아주 잘 되었다고 하셨고, 한 달후 복원해 놓은 나팔관의 상태를 검사했는데 역시 아주 상태가 좋다고 하셨습니다. 이렇게 복원수술을 받고 나서 저는 아기를 가질 꿈에 잔뜩 부풀었지만 그후 1년이 지나도 임신이 되지 않았습니다. 매달 월경이 시작될 때마다 실망이 컸습니다.

원장님은 나팔관 상태는 아주 좋지만 제 나이가 많아 임신이 잘 안 될 수도 있다고 하시면서 배란 약제를 더 적극적으로 써보자고 위로해 주셨습니다. 그런데 그날 밤 제가 참 신기한 꿈을 꾸었습니다. 저는 카톨릭 신자로 당시 기도생활을 열심히 하고 있던 때였습니다.

그런데 꿈속에서 충청도 음성군에서 꽃마을을 하시는 오웅진 신부님을 만났는데 제게 오시더니 제 입 속에 영성체를 넣어 주시는 것이었습니다. 그리고 거짓말처럼 다음 달에 생리가 없더니 임신증상이 나타났습니다. 저의 신비로운 감동은 이루 말할 수 없었습니다. 병원을 찾아가서 초음파 진단을 해보니 확실한 임신이었습니다. 모든 것이 감사할 따름입니다.

● 황경진 박사의 진료소견 ●

심영혜 씨와 처음 상담을 했을 때 시험관아기시술을 해야 할지 복원수술을 해야 할지 많이 망설였습니다. 워낙 나이가 많고 자궁외 임신을 한 경력때문이었습니다. 그러나 결국 복원수술을 했고 다행히 임신이 잘 되었던 경우였습니다.

심영혜 씨가 임신을 한 것은 거의 40세가 되었을 때였습니다. 그녀는 단순히 아기를 얻는 것 이상의 영적인 체험과 성숙을 '임신'이라는 과정을 통해 얻은 것 같습니다.

시험관아기시술로 3태아를 임신, 한 아기를 선택적 유산술로 포기한 경우

황영민입니다. 저는 21세라는 어린 나이에 일찍 결혼했습니다. 결혼하자마자 딸아이를 낳고 별다른 어려움 없이 살고 있었는데, 어느날 갑자기 배가 아파 병원에 가니 자궁외 임신이라고 해서 응급수술을 받았습니다. 한 쪽 나팔관이 자궁외 임신으로 터져 버리고, 반대쪽 나팔관에도 염증이 있다고 하여 두 쪽을 모두 수술해 버렸습니다. 나팔관이 전혀 없으니 자연임신이 어렵다는 설명을 듣고도 큰 걱정없이 몇 년을 지냈는데 차츰 아기를 더 가져야겠다는 생각이 들었습니다.

4년 전 황경진 원장님을 찾아가 상담을 했더니 제 경우는 시험관아기시술을 해야만 임신이 가능하다는 설명을 들었습니다. 그러나 경제적으로도 어려웠고, 또 시험관아기시술을 해도 건강한 아기를 낳을 가능성이 10명중 2~3명밖에 안 된다는 말씀을 듣고 포기했습니다. 그 후 시간이 지날수록 꼭 아기를 가져야겠다는 생각을 버릴 수가 없어서 다시 병원을 찾게 되었습니다.

저의 딱한 사정을 하느님께서 아셨는지 황경진 원장님께 한 번의 시험관아기시술을 받았는데 바로 임신이 되었습니다. 그런데 기쁨도 잠깐이고, 초음파 진단 결과 다태아 임신으로 아기가 셋이나 들어선 것이었습니다.

저는 세 아이를 한꺼번에 낳는다는 것이 너무 걱정스럽기만 했습니다. 세 명의 아기를 한꺼번에 임신하는 것은 여러 가지로 위험할 수도 있다고 하여 임신 2개월이 되자 선택적 유산 수술을 받아 한 아기를 포기하고, 쌍둥이만 키우기로 결정했습니다. 다행히 수술후 두 아이는 잘 자라 지금은 임신 9개월째로 건강한 상태입니다. 외로웠던 저의 가정에 이제 두 아이의 웃음소리가 가득 찰 것을 생각하면 행복할 뿐입니다.

● 황경진 박사의 진료소견 ●

시험관아기시술후 문제점 중 하나가 바로 다태아 임신입니다. 때문에 요즘은 시술 때 쓰는 배란 주사제를 최대한 적게 써서 가능하면 너무 많은 난자가 한꺼번에 자라지 않도록 합니다. 또 많이 나온 경우는 3~4개 정도만 자궁 안으로 이식하고 나머지는 냉동보관함으로써 최대한 다태아 임신을 줄이는 추세입니다.

황영민 씨의 경우 8개의 난자가 수정되었는데 모두 질이 좋은 상태였습니다. 4개는 냉동보관하고 4개만 배아이식을 했는데, 3개가 착상이 되어 임신된 경우였습니다.

다태아 임신은 무엇보다도 조산에 따른 미숙아 출생, 그리고 신생아 사망률과 모체 사망률이 함께 증가할 뿐만 아니라 여러 가지 합병증이 생길 수 있습니다.

다행히 황영민 씨는 선택적 유산술후 두 아이가 건강하게 잘 자라 다음달이면 출산을 하게 됩니다.

남편의 혈액을 이용한 임파구
주입술로 5번의 습관성 유산 끝에 임신한 경우

저는 유경옥이라고 합니다. 저희는 현재 34세의 동갑내기 부부입니다. 결혼한지 올해 9년째인데 그 동안 제가 습관성 유산으로 겪었던 고통을 되돌아보면 지금도 아찔합니다. 임신만 했다 하면 임신 2, 3개월 무렵에 자연유산이 되어버리는 과정을 5번이나 겪고 난 저는 몸과 마음이 지칠대로 지쳤습니다. '왜 이런 고통을 주시는가' 하며 하늘을 원망하기도 했고, 수없이 많이 울었습니다.

유산이 되어 소파수술을 할 때마다 의사 선생님들과 상담도 많이 했지만 특별한 원인을 전혀 발견하지 못했습니다. 저는 아기 손을 잡고 걸어가는 여성만 보아도 얼른 길을 피하고, 친구나 친척들 모임에 나가는 것도 점차 꺼려지기 시작했습니다. 원하는 아이를 제대로 못 낳는 나 자신이 한없이 부끄럽고 어느 순간에는 싫어지기도 했습니다.

그래서 병원에 가는 것조차 싫어지던 어느 날이었습니다. 우연히 집에서 TV의 건강상담 프로에서 여의사 한 분이 꼭 나의 경우에 해당되는 습관성 유산에 대해 설명하는 것을 보았습니다. 바로 그분이 집 근처 병원인 자생당병원의 황경진 원장님이란 것을 알았습니다. 저는 어쩐지 황경진 원장님을 만나 치료를 한 번 받아 보고 싶었습니다.

다음 날 남편과 함께 상의한 끝에 황경진 원장님을 만나 진료를 받고 여러 가지 검사를 받았습니다. 검사 결과 자궁의 이상이 없고,

남편이나 저의 염색체 검사에도 아무 이상이 없다는 것을 알게 되었습니다.

그러자 황경진 원장님은 남편 혈액에 이상이 없으면 남편 피를 이용하여 주사를 맞는 새로운 치료법에 대해 설명해 주셨습니다. 3주 간격으로 3번 치료를 한 다음 임신을 다시 시도했습니다. 임신은 바로 순조롭게 되었지만 나는 2개월째가 되면서 신경을 곤두세웠습니다. 조금만 배가 아프고 뭔가 흐르는 느낌만 있어도 가슴이 덜컥 내려앉았습니다. 그런데 이번 임신은 뭔가 달랐습니다. 불안하면서도 웬지 잘 될 것 같다는 느낌이 드는 것이었습니다.

거짓말처럼 한 달, 한 달을 무사히 넘기더니 드디어 배가 볼록하게 나오기 시작했습니다. 아기를 가져 배가 부른 여자가 그렇게도 부러웠는데 제가 이제 임신복을 입고 배를 내밀면서 거리를 활보하게 된 것입니다. 날마다 감사하다는 생각뿐이었습니다. 그리고 이제 제 품에는 며칠 뒤면 돌이 되는 아들 승현이가 잠들어 있습니다. 저와 같은 습관성 유산을 겪으시는 분들에게 저의 경험이 용기를 줄 수 있게 되기를 바랍니다.

황경진 박사의 진료소견

임신 5개월 이전에 3번 이상 계속 유산이 되는 경우를 습관성 유산이라고 합니다. 습관성 유산의 원인은 여러 가지가 있지만 60%를 차지하고 있는 가장 많은 원인은 면역적인 이상 때문으로 보고 있습니다. 유산되는 현상을 모체가 아기를 이물질로 인식하고 거부반응을 일으키는 결과로 생각하고 있습니다. 정상인 사람은 이러한 거부반응이 나오지 않도록 '차단항체'가 있는데, 습관성 유산 환자에게는 이러 한 '차단항체(blocking antibody)'가 만들어지지 않는 것입니다.

이런 경우 '면역 글로불린'을 쓰는데, 비싸서 경제적인 부담이 있지만 효과가 좋은 것으로 발표되고 있습니다. '면역 글로불린' 대신 남편이나 제3자의 혈액을 약 40cc 정도 채혈하여 배양액으로 처리하여 원심분리시켜 임파구만을 추출, 이 임파구를 약 0.5cc 정도 환자의 팔에 주사를 놓는 방법으로 치료하기도 합니다. 물론 이때 남편의 혈액은 여러 가지 감염이나 항체검사를 철저히 하여 이상이 없는 것을 사용해야 합니다.

다행히 유경옥 씨는 정말로 치료 덕분이었는지는 확실하지 않지만 3회의 임파구 주입술로 치료후에 무사히 만삭까지 임신을 유지할 수 있었고, 건강한 아들을 낳았습니다.

약물이 듣지 않는 다낭성 난소증을 레이저수술로 치료후 임신한 경우

"잘생긴 아드님입니다. 축하합니다." 저는 지난 93년 11월 20일, 제왕절개술로 2.95kg의 건강한 남자 아기를 낳았습니다. 회복실에서 겨우 눈을 뜨고 의식을 회복한 나의 눈앞에 포대기에 예쁘게 싸여 있는 나의 아들을 보여 주며 담당 간호사가 그렇게 말했습니다.

아기를 낳기 바로 전까지도 조마조마하면서 '꼭 건강한 아가를 낳아야 할 텐데… …' 하는 일념으로 긴장했던 저는 그 순간 감사의 마음으로 온몸의 힘이 다 빠지고, 아기의 고사리 같은 손을 잡는 순간 스르르 행복한 잠 속으로 깊이 빠져 들어갔습니다.

생각해 보면 임신이 안 되어 정신적, 육체적으로 수없이 고민하고 방황했던 시간들이 얼마나 길었던가 싶습니다. 저는 지금부터 4년 전 남편과 중매 결혼을 했습니다. 대학에서 피아노를 전공한 저는 학원을 열고 아이들에게 피아노를 가르치면서 즐거운 신혼 생활을 했습니다. 남편은 외아들로 시집간 누님이 두 분 계시고, 막내 아들이라 시부모님은 결혼 당시 두 분 다 연로하셨습니다. 그래서 우리가 결혼하자마자 손자를 빨리 보고 싶어하셨습니다.

저는 키가 큰 편으로 성격은 활발하고 명랑한 편입니다. 그러나 체중이 많이 나가고 월경이 너무 불순해 마음속으로 아기를 잘 가질 수 있을지 고민이 되었습니다. 월경은 1년에 많아야 3번 정도이고, 보통은 1번 두 번 정도였습니다. 주위에서는 결혼하면 자연히 좋아질 수 있으니 너무 걱정하지 말라고 위로하였고, 저도 별로 심각하게는 생각하지 않았습니다.

그러나 결혼한지 2년이 넘어서자 불안해지기 시작한 저는 유명하다는 불임전문병원을 찾아다니기 시작했습니다. 진찰 결과 모두 '다낭성 난소증'이라고 하였는데 거의 2년간을 배란 약, 배란 주사를 쓰면서 치료를 했으나 임신이 안 되었습니다.

그래서 저는 거의 자포자기에 빠졌는데, 그때 자생당병원의 황경진 원장님을 만나게 되었습니다. 배란약제를 숱하게 써 보았지만 아무런 효과를 보지 못했다는 저의 이야기를 모두 들으신 원장님께서는 골반경 수술 이야기를 하셨습니다. 골반안을 자세히 관찰해 보고, 난소를 레이저로 치료하자는 것이었습니다. 저는 지푸라기라도 잡는 심정으로 치료에 매달렸고, 수술 후 다행히 약제가 잘 듣기 시작하더니 몇 달 후 이렇게 아기를 가지게 되었습니다.

● 황경진 박사의 진료소견 ●

김후남 씨는 뚱뚱한 편인데 얼굴이 약간 까맣고 기름기, 여드름이 많은 편이었습니다. 여기저기 불임클리닉에 다니면서 상당한 기간 동안 여러 가지 배란주사제를 많이 썼음에도 불구하고 임신이 안 된다며 필자의 병원을 찾아 왔습니다. 기본적인 호르몬 검사를 해 보았더니 성선자극호르몬인 FSH와 LH호르몬의 불균형이 심한 상태였고, 특히 남성호르몬인 테스토스테론의 수치가 상당히 높아져 있었습니다. 대개의 경우 다낭성 난소증이 월경불순을 심하게 일으키는 경우가 많지만 비교적 치료가 잘 되는 편입니다. 그러나 김후남 씨처럼 치료가 잘 되지 않는 경우가 때로 있습니다.

상의 끝에 골반경을 해 보았는데 그 결과, 양쪽 난소가 회색빛으로 두꺼운 피막으로 싸여 있는 상태였습니다. 레이저를 이용하여 이 두꺼운 피막에 골프공 같이 몇 군데 구멍을 냈습니다. 이렇게 치료하면 의외로 배란이 잘 되는 경우가 있기 때문입니다. 김후남 씨는 다행히 이 치료효과가 좋았는지 그 다음 달부터 사용한 배란약제로 아주 순조롭게 배란이 되기 시작하더니 몇 달 후에 비로소 임신이 된 것입니다. 그동안 그가 무수하게 겪었던 아픔에 대한 귀한 결실로 여겨집니다.

난소 종양·나팔관 염증이 있어 시험관아기시술로 딸쌍둥이를 낳은 경우

저희 부부는 2년 간의 열렬한 연애 끝에 결혼한 꽤 소문난 캠퍼스 커플이었습니다. 이 세상의 모든 행복이 우리 것만 같았고, 가슴속에서 우러나오는 사랑으로 인하여 이 세상에 부러울 것이 없었습니다. 그러나 결혼한지 7개월만에 시련이 닥쳐 왔습니다.

갑자기 어느 새벽, 아랫배가 몹시 아프더니 견딜 수 없는 통증으로 정신을 잃을 지경이어서 급기야 병원 응급실을 찾게 되었고, 진단 결과 우측 난소 종양의 파열이란 진단이 나왔습니다. 평소에 저는 아픈데 없이 너무 건강해서 산부인과에 한 번도 가 본 적이 없었을 만큼 건강을 과신한 결과가 이렇게 나타난 것이었습니다.

수술 당시 골반 속에 염증이 너무 심했는데, 오른쪽 나팔관은 종양과 함께 거의 한 덩어리로 붙어 할 수 없이 나팔관도 잘라냈습니다. 조직 검사결과 자궁내막종양이었습니다. 그러나 다른 쪽 난소와 나팔관이 있으므로 임신은 가능하니 너무 걱정하지 말라고 하였습니다.

그로부터 1년 뒤 나는 임신증상이 있어 좋아하며 병원에 갔는데 자궁외 임신이라는 진단을 받았습니다. 남편은 자포자기하면서 말을 잃었습니다. 병원에서는 그후 다행히 골반경 수술로 태반조직만 제거하고 나팔관을 잘라내지 않고 남겨 두었는데, 주위에 염증이 있어 임신이 가능할 지는 두고 보자고 했습니다

저는 심리적으로 무척 위축되고 우울증에 빠졌습니다. 그리고 1

년 뒤에도 계속 임신이 안 되어 자생당병원에서 나팔관 촬영을 해 본
결과, 남은 쪽 나팔관도 막혔으니 시험관아기시술을 해보자고 하셨습
니다. 지칠대로 지친 저는 아무런 말도 귀에 들어오질 않았습니다. 성
공률이 잘 해야 10명에 2명이라니 더욱 확신이 없었습니다.

그러나 황경진 원장님께서는 '아직 나이가 젊으니 아마 다른 사
람보다도 훨씬 가능성이 좋을 것이다' 라는 말씀을 자주 해주시며 의
기소침해 있는 저에게 용기를 주셨습니다. 아기를 원하는 남편과 시
댁 식구들의 말없는 바램은 다시 한 번 나에게 뭔가 시도해야 한다는
결정을 내리게 하였고, 결국 원장님의 조언대로 시험관아기시술에 들
어갔습니다.

그 결과, 그토록 몇 년간 시련에 시달리던 저는 첫 번째 시험관아
기시술에서 임신이 되었습니다. 저는 주르르 흐르는 눈물을 주체하
지 못하면서 첨단의학의 고마움을 온몸으로 느꼈습니다. 게다가 쌍
둥이를 임신했으니 한꺼번에 두 아기를 얻는 축복을 받은 것이었습
니다.

● 황경진 박사의 진료소견 ●

이혜영 씨는 불임으로 너무 고생을 많이 했던 분이었습니다. 두 번의 수술 후
그는 모든 일에 자신감을 잃었고 친구들도 만나기 싫어할 정도로 혼자서만 지내
고 있었습니다. 그를 맨 처음 진료했을 때 시험관아기시술을 하면 웬지 임신이 잘
될 것 같다는 생각을 했습니다. 그가 29세로 젊은 나이라는 희망이 컸던 것 같습

니다. 아닌게 아니라 시험관아기시술을 위한 과배란 유도에서 그의 난포는 좋은 발육 상태를 보여 주었고, 호르몬 상태도 좋았습니다. 난자 채취에서 건강한 난자 9개가 나와 배양했더니 8개가 모두 8세포로 분화가 잘 되었습니다. 이 중 가장 좋아 보이는 3개의 배아를 이식해 주고 나머지는 냉동보관을 했는데, 이혜영 씨는 건강한 쌍태아 임신이 되었습니다.

그는 만삭까지 아무 이상이 없었고 결국 건강한 아들 쌍둥이를 분만했습니다. 우리 불임 의사들의 보람은 이혜영 씨처럼 불임으로 큰 마음고생을 겪다 아기를 품에 안고 행복에 겨워하는 모습을 볼 때입니다.

교통사고로 외아들을 잃은 후 나팔관복원수술로 다시 아들을 낳은 경우

'자식이 죽으면 부모의 가슴속에 묻는다' 는 말이 있습니다. 눈에 넣어도 아프지 않을 만큼 귀하고 예쁘기만 하던 제 아들을 뜻하지 않은 교통사고로 잃어버렸습니다. 너무 거짓말 같고 날벼락을 맞은 것 같아 저는 한 동안 숨어 지냈습니다. 너무나 부끄러워 고개를 들고 그 누구도 만날 수도 없었습니다. 우리 가정은 어두운 그늘 속에서 웃음을 잃어갔습니다.

그러다 이렇게 살수는 없다는 생각으로 자의 반, 타의 반으로 친구 권유로 자생당병원 황경진 원장님을 만나게 되었습니다. 5년 전 나팔관 불임수술한 것을 다시 풀 수 있는지 상담하기 위해서였습니다. 한 번 불임수술을 해 버린 나팔관을 다시 풀 수 있는지 잘 몰랐는데 병원에서 자세한 상담을 하고 나서 알게 되었습니다.

골반경으로 검사상 나팔관 상태가 양호하여 복원수술 결과가 좋을 것 같다는 원장님의 설명과 함께 저는 나팔관 미세복원수술을 받게 되었습니다.

그리고 7개월 뒤 다시 저는 임신을 할 수 있었고, 지금 제 곁에는 건강한 아들 어진이가 저를 지켜주고 있습니다. 저의 텅빈 가슴을 다시금 따뜻한 사랑과 웃음으로 채워주는 어진이 덕분에 새롭고 감사한 삶을 살고 있지요. 황경진 원장님께 다시 한 번 감사드립니다.

● 황경진 박사의 진료소견 ●

여성의 피임 방법에는 루프나 피임약같이 일시적인 방법이 있는가 하면 나팔관을 묶거나 지지는 영구피임 방법이 있습니다.

배꼽수술로 더 많이 알려진 나팔관 불임수술은 우리 나라에서 1970년 대에 인구 억제 정책으로 정부차원에서 연간 20만 건에 이를 정도로 많이 시술을 했었습니다. 그러나 여러 가지 이유로 이 나팔관을 다시 풀려고 하는 이들이 많습니다. 예를 들면 위의 정씨처럼 불의의 사고로 자녀를 잃은 경우나 재혼하여 다시 아기를 가지려는 경우, 남아선호 사상이나 아기를 더 낳고자 하는 생각에서 출산을 원할 때가 되겠습니다.

처음 진료실에서 만났던 정씨의 모습은 모든 것을 상실한 여인의 모습, 그 자체였습니다. 자식을 잃어버린 어머니의 모습만큼 처절한 것은 없음이 온몸으로 느껴질 정도였습니다. 다행히 양쪽 나팔관이 링으로 끼워져 있어 복원수술이 쉽게 잘 끝나 임신이 바로 되었습니다. 링으로 끼워진 경우는 전기로 지진 경우보다 훨씬 나팔관의 손상이 적어 수술후 임신율이 훨씬 더 높습니다. 건강한 아들의 출산과 함께 다시금 정씨가 웃음을 되찾아 정말 다행입니다.

1차 정관복원수술에 실패한 후 다시 수술해서 임신한 경우

저는 35세의 회사원으로 5년 전 예비군 훈련을 하는 도중 정관불임수술을 받았습니다. 당시 딸이 둘 있어서 아이를 더 낳을 생각이 없어 주저하지 않고 그 자리에서 수술을 받았지요. 그런데 나이가 들면서 아들이 없는 것이 자꾸 허전해지기 시작했습니다. 정관수술을 받은 것이 너무 경솔한 행동이 아니었을까 하는 생각이 들었습니다. 그래서 K대학 비뇨기과에 가서 면담을 하고 다시 정관을 푸는 수술을 받았습니다.

수술만 하면 다 될 줄 알았는데 수술 후 3개월이 되어 정액검사를 했더니 전혀 정자가 안 나오는 것이었습니다. 그 뒤로도 2번 정도 더 검사를 했는데 계속 정자가 나오지 않았습니다. 다시 막힌 것 같다는 담당선생님의 설명을 듣고 실망이 컸습니다.

그때 친구에게서 자생당병원 황경진 원장님의 이야기를 듣고 병원을 찾아갔습니다. 원장님은 한 번 수술해서 실패한 경우도 재수술이 잘 되는 경우가 있으니 다시 한 번 수술을 해 보자고 하셨습니다. 그러니까 정확히 수술한지 1년 반 후에 다시 재수술을 받게 되었고, 3개월 뒤 정액검사를 하니 이번에는 아주 좋은 상태로 정자가 나오는 것을 확인했습니다. 물론 몇 달 뒤에 아내는 임신을 다시 하게 되었습니다.

● 황경진 박사의 진료소견 ●

정관복원수술 후에 정자가 전혀 나오지 않을 때는 드물게 고환 자체에 이상이 있을 때가 있습니다. 따라서 2번 정도 검사해서 계속 정자가 보이지 않는 경우는 호르몬 검사를 해 고환의 상태를 점검해 보고, 고환의 크기도 봅니다. 만약 여기에 이상이 없다면 대개는 정관 자체가 다시 막힌 것으로 보아야 합니다.

정관복원수술은 여성의 나팔관복원수술보다 더 수술성적이 좋습니다. 그러나 너무 주위 염증이 심하거나 수술한지 오래 되면 결과가 나빠집니다. 다행히 김만섭 씨는 재수술을 해서 아내가 임신을 하게 되었던 경우였습니다.

정자수가 부족한 남성 불임을 미세 정자주입술로 수정시켜 임신한 경우

~~~~~

저는 34세로 첫 결혼에 실패한 후 재혼을 하였습니다. 첫 남편과 의 사이에 두 아이를 두었는데 너무 상처로 얼룩진 결혼 생활이었습 니다. 남편의 도박과 음주벽, 그리고 시댁과의 갈등으로 불행의 연속 이었습니다. 결국 7년의 결혼생활을 청산해 버리고 이혼을 하게 되었 지요. 아이들은 남편이 데려가고 저 혼자 이 세상에 버림받은 듯한 느 낌이었습니다.

자꾸 무기력해지고 인생에 자신을 잃어가던 저는 한 남자의 진실 한 사랑으로 다시 희망을 되찾았습니다. 바로 지금의 남편입니다. 남 편은 저보다 3살 아래로 총각이었고, 따라서 시댁에서의 결혼 반대는 말할 수 없었습니다. 결국 그의 커다란 사랑으로 결혼이 이루어졌습 니다. 그런데 결혼 후 얼른 아기를 낳아야 하는 저의 입장에도 불구하 고 결혼 2년이 지나도 아기가 생기지 않았습니다. 저의 입장은 말할 수 없이 어려워졌습니다.

그러던 어느날 불임을 잘 치료하신다는 자생당병원의 황경진 원 장님을 만나게 되었고, 처음으로 남편과 함께 불임검사를 받았습니 다. 검사 결과, 남편의 정자에 문제가 있음을 알게 되었습니다. 원장님 은 정자가 너무 적어 자연임신은 하기 어렵고 시험관아기시술 중에 서도 더 특별한 방법을 써야 임신이 가능하다고 하셨습니다.

저는 원장님을 믿고 열심히 치료에 매달렸습니다. 그리고 3번의
~~~~~

시술 후에 임신이 되었습니다. 저는 비로소 남편을 위해 무엇인가 했다는 생각으로 얼마나 감사한 지 몰랐습니다. 이제는 아들을 무사히 낳고 지난날의 상처를 잊고 행복하게 살고 있습니다.

● 황경진 박사의 진료소견 ●

윤여진 씨는 흔히 우리 의사들이 말하는 '좋은 환자' 중의 한 분이었습니다. 담당 의사인 필자의 지시나 간호사의 주의 한 마디에도 귀를 기울여 잘 지켜 주었고, 병원에 대한 신뢰도 말할 수 없이 깊었습니다. 따라서 그를 대할 때면 언제나 의사로서 모든 최선과 정성을 다해주고 싶다는 생각이 들곤 했었지요.

윤여진 씨의 남편은 정액 검사결과, 정자수가 정상의 10분의 1도 안 되는 희소 정자증이었습니다. 희소 정자증이란 정자수가 적은 것도 문제이지만 정자의 수정 능력 자체가 많이 떨어진 경우가 많습니다.

이런 경우 치료는 미세 정자주입술(ICSI)이란 첨단 미세수술기법을 시행하고 있습니다. 힘이 약해 난자 안으로 밀고 들어가지 못하는 정자를 직접 난자의 세포질 안으로 뚫고 넣어 주어 수정을 가능하게 하는 방법입니다. 윤여진 씨는 두 번의 미세 정자주입술이 실패했을 때도 잘 극복해 주었고, 드디어 세 번째 시술에서 다행히 임신을 할 수 있었습니다. 의사의 치료를 믿고 따르는 '좋은 환자' 는 '좋은 결과' 를 얻을 수가 있습니다.

병원도 전문화 시대에 들어섰다. 보다 전문적이면서 질이 높은 의료수준을 원하는 시대적 요구에 따른 자연 스러운 현상이라고 하겠다.

이런 의미에서 일산 백석동에 자리 잡은 자생당 여성전문병원은 특히 일산을 중심으로 한 북부 경기도와 북서부 서울 지역 여성들에게 기대가 크다. 지상 9층 , 지하 2층 연 건평 6000m²인 이 새로운 건축물은 전원도시 일산 신도시의 초입에 위치하여 일산의 첫 이미지를 부여해 줄만한 커다란 역할을 해주고 있다.

우선 진료 내용을 보더라도 미혼 여성부터 갱년기 여성 까지 어떠한 문제가 있더라도 진료가 가능할 수 있도록 다양하다. 산부인과의 가장 기본을 이루는 임산부를 위한 산전클리닉과 산후조리 보양클리닉이 한방과 협진으로 이루어진다.

남성 및 여성 불임 클리닉에는 미세 정자주입술과 생식세포 냉동시설같은 최첨단장비를 갖춘 체외수정실이 있으며, 그외 염색체 자동분석기를 갖춘 유전학 클리닉, 난관·정관복원수술 클리닉, 회복이 빨라 입원기간을 최대한 단축시켜 주는 부인과 내시경 클리닉, 요실금 클리닉 ,평생 종합건강 클리닉,부인암검진 클리닉 ,유방클리닉 갱년기 클리닉, 생식기 내분비 클리닉 같은 특수 클리닉이 있다.

그외에도 내과, 소아과, 성형외과, 치과, 한방과 전문의들이 함께 호흡을 맞추어 보다 수준높은 진료를 제공할 계획이다.

자생당 여성병원은 여성들을 위한 전문병원답게 아주 우아하고 세련된 분위기이다. 그러면서도 친근하고 거리감 없이 느껴지는 것은 병원 전체에 최대한 자연 소재인 벽돌과 나무를 많이 사용한 때문이다.

외래 3개층 공간을 한 홀로 처리하여 일단 현관에 들어서면 그야말로 아늑한 호텔 로비처럼 중후하고 우아한 느낌이 든다. 각 레벨은 모두 편안하고 기분좋은 계단으로 연결하여 전체적으로 아주 생동감 있는 분위기를 연출한다. 특히 소아과 층에는 어린이들을 위한 놀이터와 앙증맞은 분수대가 있어 어린이들에게 '오고 싶은 병원' 분위기를 안겨주고 있으며, 외래 어느 층에서건 이 가든을 볼 수 있다.

무엇보다도 출산 후 최대한 편안한 상태에서 산모들이 휴식하고 회복할 수 있도록 설계된 입원실이 무엇보다도 돋보인다. 자칫 삭막하고 답답하기 쉬운 병실 분위기를 최대한 배제하기 위해서 3개층으로 된 입원실을 한 공간으로 트이게 한 설계가 밝고 시원함을 안겨 준다.

맨 아래층 입원실 중앙에 아담한 시골 마당같은 아기자기한 꽃밭을 만들어 산모들이나 입원 환자들이 틈틈이 이 사이를 거닐며 쉴 수 있도록 했다. 또한 열린 지붕을 통해 하늘과 바람과 햇빛이 그대로 쏟아져 들어오게 함으로써 그야말로 자연을 가장 가까이 느끼며 병원 이름이 나타내는 것처럼 자애로운 사랑 속에서(慈), 새로운 생명이 태어나고(生), 지켜질 수 있는 자기 집같은(堂) 병원이 되도록 섬세한 배려를 하였다.

입원실 가운데로 형성된 깊숙하게 형성된 공간은 여인의 자궁 ,

즉 아기집을 의미하고 있다. 자궁이란 우리의 생명이 시작되어 뿌리를 내리게 되는 곳으로 어쩌면 우리 인간 에게 있어 가장 근원적이면서도 평화를 안겨주는 집이기 때문이다. 열린 지붕 아래로는 우주를 상징하는 은빛 타원형의 둥근 조형물이 드리워져 있어 생명의 근원을 다시 한번 생각하게 해주고 있다.

특히 병원 전체에 따뜻하고 부드러움을 강조하는 연한 오렌지색을 사용해 특히 밤에 불을 켰을 때 신비로운 빛을 발한다. 이 오렌지색은 병원을 상징하는 컬러이기도 하다.

노련한 산부인과 의사들과 소아과의사들이 24시간 상주하며 산모와 신생아들의 건강을 수시로 체크해 주며, 산모 관리에 능숙한 유능한 간호사, 전문인들에 의해 산모의 건상상태는 물론 유방 관리, 체형 관리, 영양관리 ,신생아 관리가 가장 위생적이면서도 체계적으로 이루어질 계획이다. 거기에다 산부인과의 모든 진료가 한방과 협진으로 이루어지고, 출산후에는 개개인의 체질에 따라 보양조리까지 가능하게 했다.

VIP 룸을 비롯한 차등화된 80병상의 입원실과 진통과 분만, 산후회복까지 한 방에서 이루어 지는 특실 LDR 룸이 있어 산모들의 다양한 요구에 만족을 줄 수 있는 시설을 갖추고 있다.

「의협신보」